Für Leona und Gaetano. Dieses Buch werdet ihr irgendwann lesen können. Und für meine Familie, meine Freund*innen und die Unterstützer*innen von „Period Positive". Danke, dass ihr mir dabei geholfen habt, dieses Buch zu veröffentlichen. – C.Q.

Für Angelica und Talita, die mir stets eine Stütze waren – nicht nur in meinen Teenie-Jahren, sondern auch im Erwachsenenalter. – G.M.

Die Autorin möchte Giovana Medeiros dafür danken, dass sie ihre Ideen, ihre Arbeit und ihr Leben illustriert hat. Der Dank gilt auch dem ganzen Team von Quarto Kids sowie allen, die an diesem Buch mitgearbeitet haben. Diese Menschen machten das Buch zu einem Erlebnis, das ich mir nie hätte träumen lassen. Danke.

Period Positive
It's about bloody time.
Join the movement and change the future of menstruation.

Für mehr Informationen, besuche www.periodpositive.com

Chella Quint & Giovanna Medeiros
OWN YOUR PERIOD

12. Auflage 2026
Zuckersüß Verlag ist eine Marke der Luna Ventures GmbH | Prenzlauer Allee 186 | D-10405 Berlin
hallo@zuckersuessverlag.de

ISBN 9783949315008
Gedruckt in Lettland

FSC www.fsc.org MIX Paper | Supporting responsible forestry FSC® C014521

Druckprodukt mit finanziellem Klimabeitrag
ClimatePartner.com/27437-2602-1003

Übersetzung: Isabelle Brandstetter und Alexandra Jordan | Lektorat: Sophie Niemann
Verleger*innen: Anna & Lukas Kampfmann

Zuckersüß

www.zuckersuessverlag.de

Mut zum Blut

von Chella Quint

Illustriert von **Giovana Medeiros**

Übersetzt von **Isabelle Brandstetter** und **Alexandra Jordan**

Zuckersüß

Vorwort für die deutschsprachige Ausgabe

Hallo ihr,

mit der ersten Periode wird alles ein bisschen neu und anders. Eure Körper verändern sich, und vielleicht ist das erst einmal ein wenig verunsichernd. Diese oder ähnliche Erfahrungen machen die meisten Menschen mit Uterus. Je mehr wir jedoch über die Menstruation und unseren Körper lernen, desto besser können wir uns selbst verstehen und für uns sorgen. Scham und Tabus sind dabei nicht notwendig, stattdessen dürfen wir offen über unseren Körper und seine Funktionen, Eigenheiten und Entwicklungen sprechen.
Wir als Verein finden, dass die Aufklärung über unsere körperliche Entwicklung, Sexualität, den Menstruationszyklus und die damit einhergehenden Gefühle einen viel höheren Stellenwert in unserer Gesellschaft haben sollte.
Deswegen sind wir froh über alle Bücher, die sich auf eine positive, feministische Weise mit dieser Thematik auseinandersetzen. Wir hätten uns solche Bücher als Kinder und Jugendliche sehr gewünscht!

Viel Spaß beim Lesen, Lernen, Entdecken und Austauschen mit Freund*innen.

Herzliche Grüße vom Verein Feministische Medizin e.V.

Inhalt

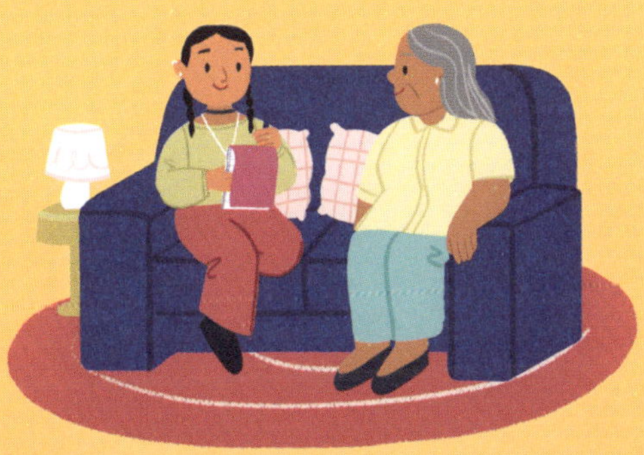

Hallo, ich bin Chella!

Als ich jünger war, machte ich mir viele Gedanken darüber, wie mein Körper sich wohl verändert, wenn ich erwachsen werde. Ich hatte viele Fragen, doch über die Periode wollte niemand so richtig mit mir sprechen. Damit sich kein Mensch mehr Gedanken darüber machen muss, ging ich zur Universität und begann, die Periode zu studieren! Ich lernte, dass alle Fakten und eine gute Portion Spaß Menschen dabei helfen, selbstbewusst über die Menstruation zu sprechen. Sie können sich offen darüber austauschen, sich beschweren, Fragen stellen und ihr Wissen mit anderen teilen. Dieser Einstellung gab ich einen Namen: **„Periodenpositivität“**!

In diesem Buch erfährst du, was dich erwartet, wie die Periode abläuft und wie sie sich anfühlen kann. Du lernst auch, wie du mit negativen Einstellungen anderer zu diesem Thema umgehen kannst. Vielleicht brauchst du im Moment gar nicht alle Fakten, die in diesem Buch stehen, aber es gibt dir die Möglichkeit, immer wieder in den verschiedenen Kategorien zu stöbern, wenn du älter wirst. „Mut zum Blut" ist immer da, wenn du es brauchst.

Alles Liebe,

Chella

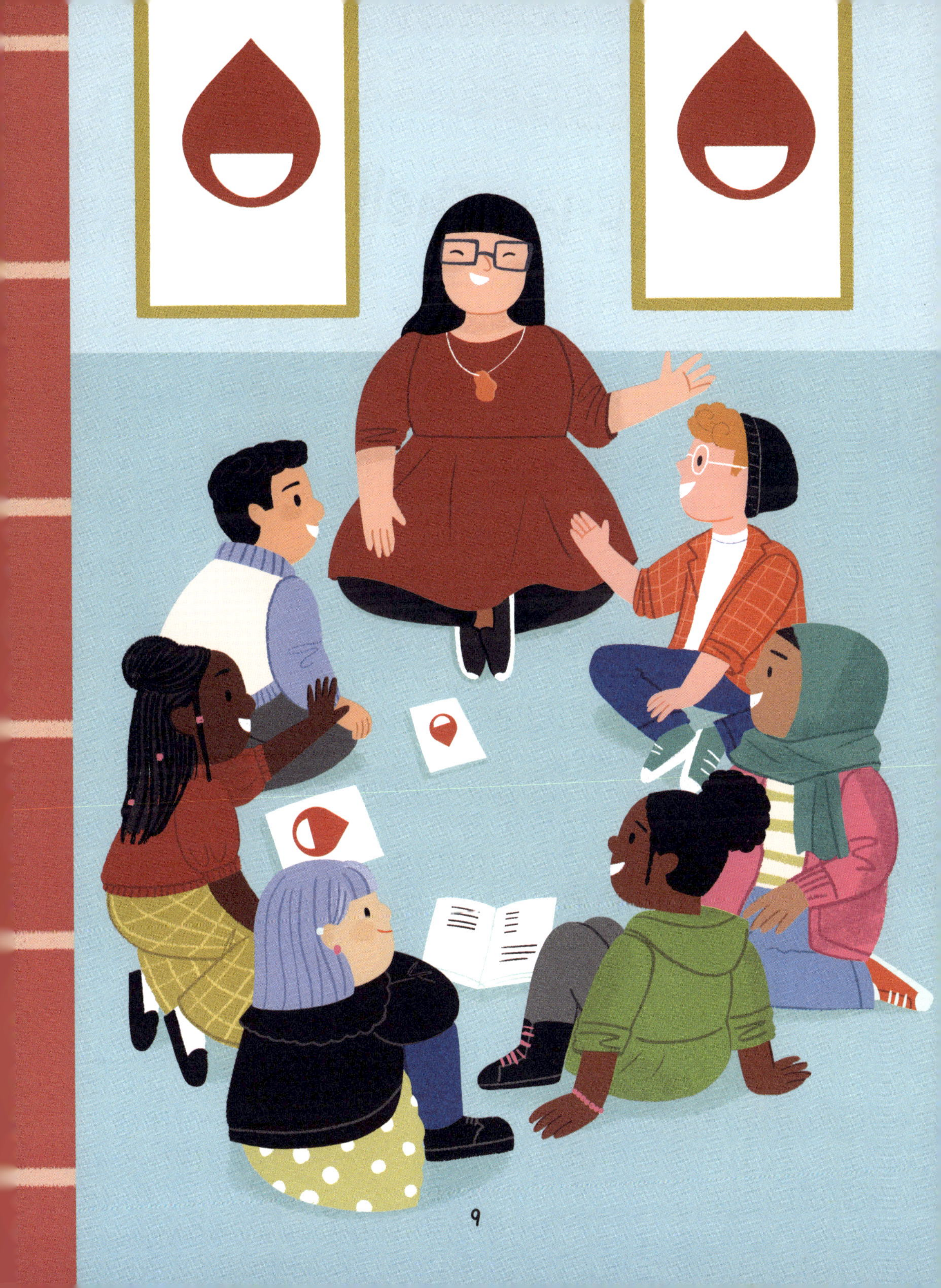

Für wen ist dieses Buch gedacht?

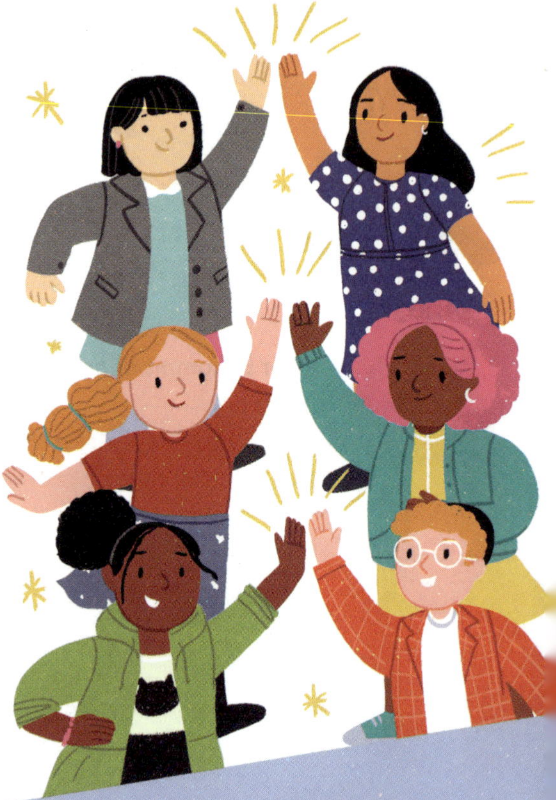

Dieses Buch ist vor allem für die Menschen gedacht, die möglicherweise bald ihre erste Periode bekommen oder sie gerade bekommen haben. Deshalb verwende ich oft das „Du“. Wenn du mit „du“ gemeint bist: herzlichen Glückwunsch! Die Periode zu haben, ist ziemlich cool und eine tolle Leistung deines Körpers, über die es viel zu lernen gibt. Schließlich ist es DEIN Körper und er gehört dir!

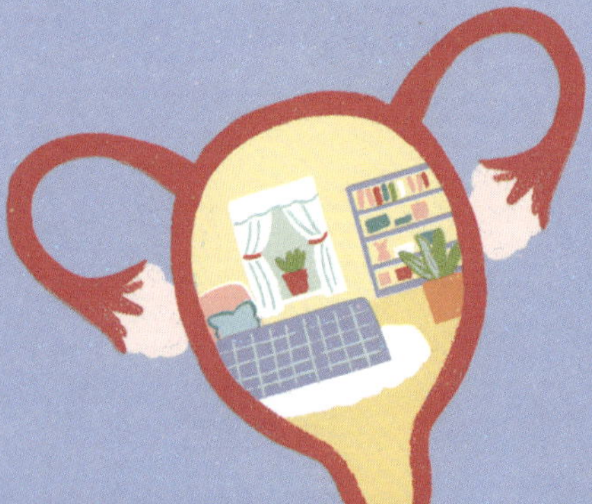

Aber ich bekomme keine Periode. Kann ich das Buch trotzdem lesen?

Natürlich! Dieses Buch ist für alle Menschen gedacht, die das Thema interessiert und es wichtig finden, mehr darüber zu erfahren. Es hilft, auch über Dinge Bescheid zu wissen, die du selbst vielleicht nicht erlebst. So kannst du deine Freund*innen, deine Familie und dein Umfeld unterstützen und es fairer gestalten. Jede*r von uns hat schließlich mal in einem Uterus gelebt – also hast du auch ein Recht darauf, zu erfahren, wie er funktioniert!

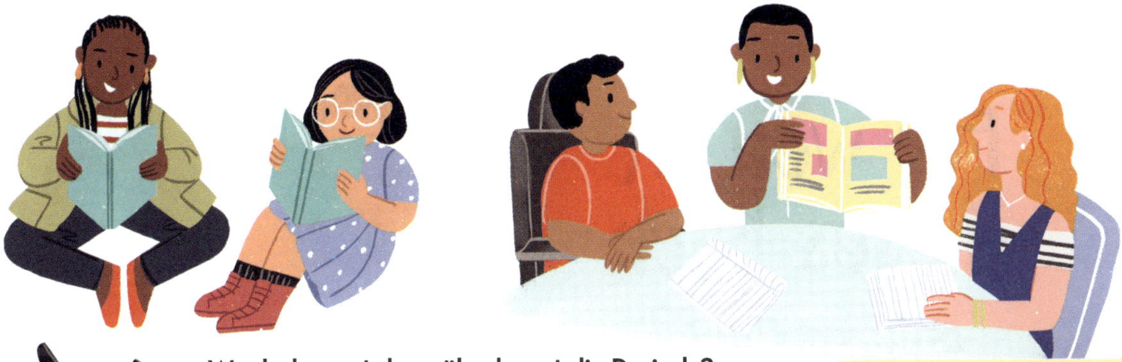

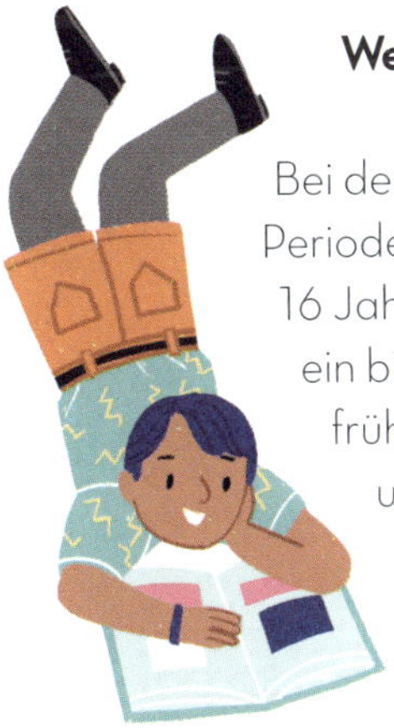

Wer bekommt denn überhaupt die Periode?

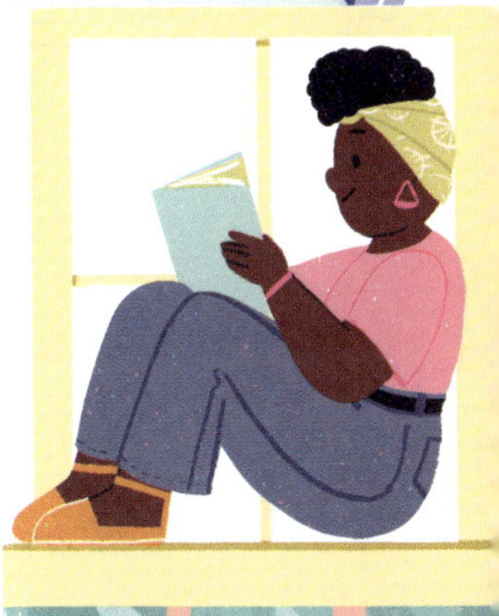

Bei den meisten menstruierenden Menschen setzt die Periode zum ersten Mal im Alter zwischen neun und 16 Jahren ein. Der Durchschnitt liegt bei zwölf und ein bisschen. Einige Menschen bekommen sie etwas früher, mit sieben oder acht Jahren. Das ist zwar ungewöhnlich, aber nichts Schlimmes. Die Periode bekommen nicht nur Frauen. Menschen jeglicher Geschlechtsidentitäten können menstruieren, z. B. nicht-binäre (verstehen sich weder als Frau noch als Mann, mehreren Geschlechtern zugehörig, bewegen sich zwischen ihnen oder identifizieren sich als eine Kombination davon), trans (identifizieren sich nicht mit dem Geschlecht, das ihnen bei der Geburt zugewiesen wurde) oder intersex (die reproduktive oder sexuelle Anatomie passt nicht in die Schubladen „weiblich“ oder „männlich“) Menschen. Einige Menschen, von denen du vielleicht glaubst, sie hätten ihre Periode, bekommen gar keine. Das kann z. B. an der Entwicklung ihrer Körper im Uterus liegen oder durch eine ernste Krankheit ausgelöst werden.

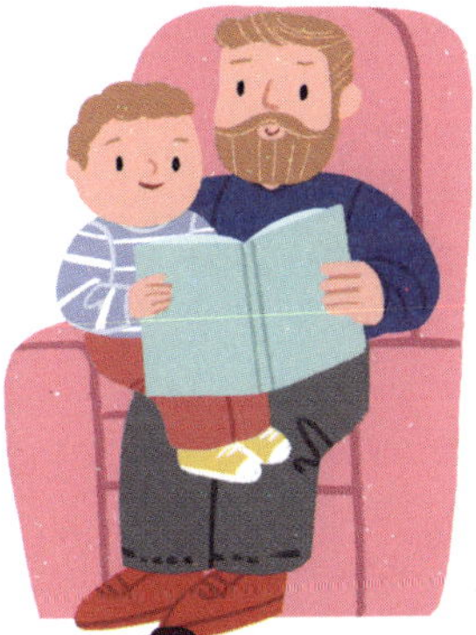

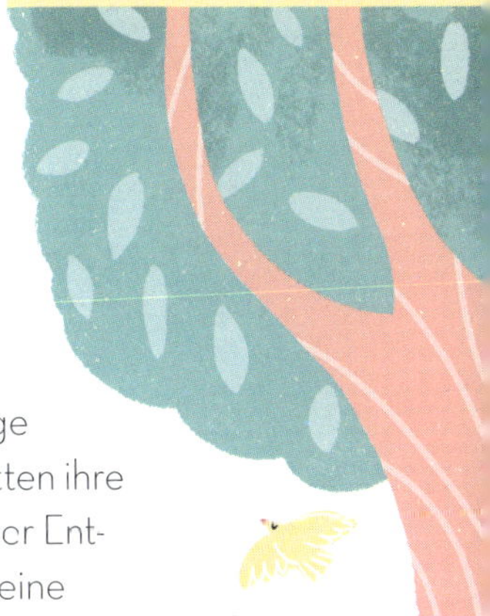

Wenn du deine Periode hast, sie bald bekommst oder einfach nur mehr darüber herausfinden möchtest, ist dieses Buch für dich!

DIE BASICS

Als ich begann, mich mit der Periode auseinanderzusetzen, fragte ich viele Kinder und Jugendliche, wie sie am liebsten über dieses Thema lernen würden. Sie waren sich einig: Es sollten keine Informationen ausgelassen werden. Daran habe ich mich gehalten! Wenn ich über die Periode schreibe, verwende ich deshalb vielleicht ab und zu Begriffe, die du noch nicht kennst. Ein wenig wissenschaftlicher Hintergrund hilft dir zu verstehen, wie dein Körper funktioniert. Im ersten Teil meines Buches erkläre ich dir diese Begriffe und Fakten, denn einige davon werden immer wieder auftauchen. Falls du manches schon weißt: klasse! Und falls nicht, mach dir keinen Kopf - du wirst schneller zum Profi, als du „Zervix" sagen kannst!

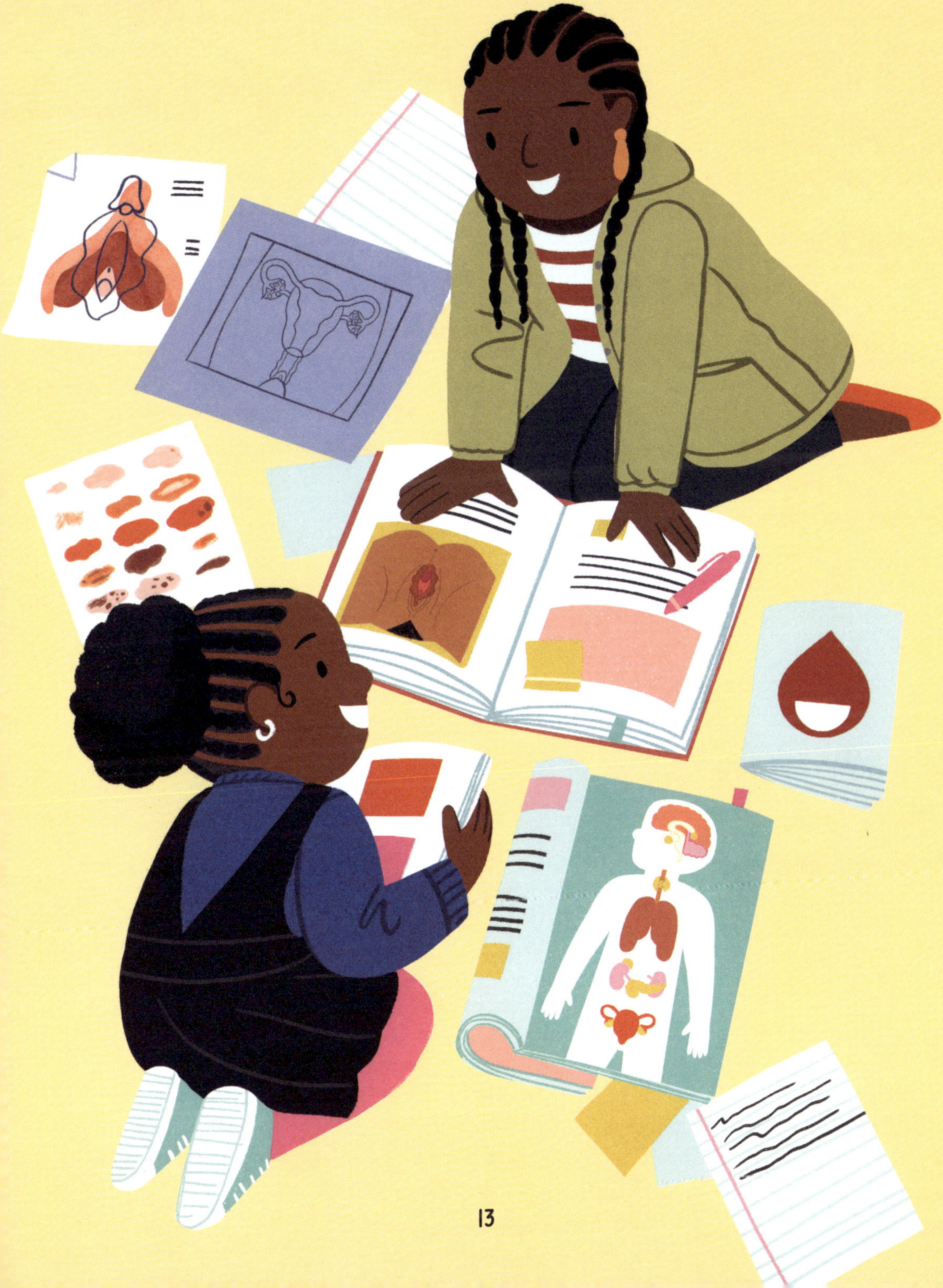

Periode und Pubertät

Die Periode gehört zur Pubertät – und die Pubertät gehört zum Erwachsenwerden. Mit Pubertät ist die Zeit gemeint, in der aus dem Körper eines Kindes ein erwachsener Körper wird. Dazu gehören viele große Veränderungen. Aber keine Sorge: Du wirst nicht über Nacht ein anderer Mensch, sondern durch jahrelange sichtbare und unsichtbare Entwicklungen in deinem Körper nach und nach erwachsen.

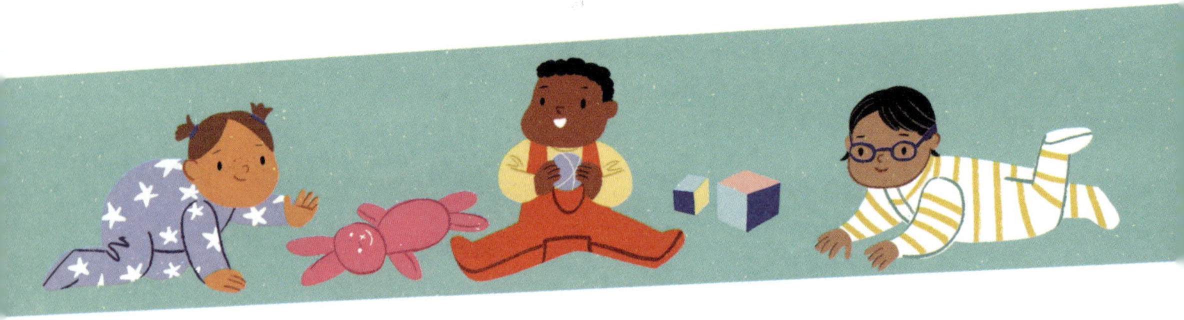

Überlege einmal: Dein Körper hat sich schon immer verändert. Du entwickelst dich also ständig weiter und bleibst trotzdem du selbst. Als du geboren wurdest, konntest du bereits schlafen, essen, weinen ... Schon bald hast du gelernt, zu lächeln und zu lachen, dann fingst du an, zu krabbeln und zu sprechen.

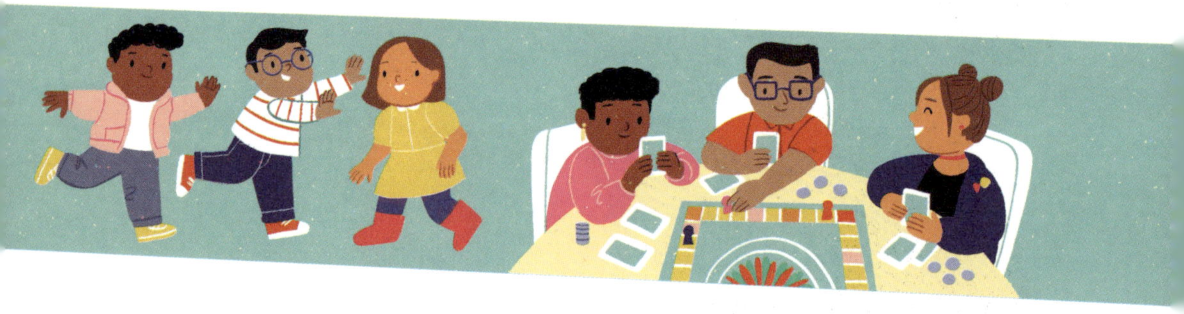

Doch all diese Veränderungen passierten langsam. Du hast sie vielleicht erst bemerkt, als dir deine Schuhe plötzlich nicht mehr passten oder du auf Zehenspitzen ohne Hilfe das Licht einschalten konntest. Die Pubertät ist zwar der Abschnitt auf dem Weg zum Erwachsenwerden, dem irgendwann ein besonderer Name gegeben wurde, doch du wächst und veränderst dich schon dein ganzes Leben lang – und bist richtig gut darin!

Was ist deine Geschichte?

Du erinnerst dich wahrscheinlich nicht an all deine bisherigen Schritte auf dem Weg zum Erwachsenwerden, zum Beispiel an dein erstes Wort oder deinen ersten Schultag. Weißt du noch, wie du deinen ersten Milchzahn verloren hast? Falls nicht, kann dir jemand aus deiner Familie bestimmt davon erzählen. Vielleicht gibt es ein Foto von dir mit Zahnlücke, einen Tagebucheintrag oder sogar eine ganze Milchzahnsammlung.

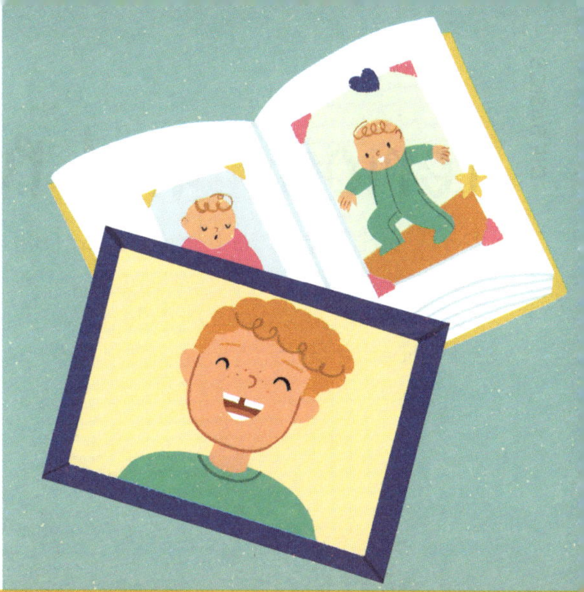

Menstru-was?

Vermutlich habt ihr in deinem Freundeskreis, in deiner Familie oder in der Schule schon über die Periode gesprochen. Möglicherweise kennst du auch andere Wörter, die dasselbe bedeuten: Menstruation, Regel, Tage, Menses ... Der offizielle Begriff lautet „Menstruation". Weil sie regelmäßig – also periodisch – wiederkehrt, wird die Menstruation umgangssprachlich aber oft „Periode" genannt. Beide Wörter wirst du in diesem Buch sehr häufig lesen.

Nicht alle Menschen sprechen gerne über die Menstruation. Viele versuchen deshalb, das Thema zu vermeiden. Weißt du noch, wann und mit wem du das erste Mal darüber gesprochen hast? Wie war die Stimmung, welche Einstellung hatte die Person oder die Gruppe zur Menstruation? Erkundige dich doch mal in deinem Freundeskreis, ob ihr auf ähnliche oder ganz unterschiedliche Weise von der Periode erfahren habt.

menstruation · menstruáció · MENSTRUATIE · МЕНСТРУАЦИЯ · menstruatsioon · MENSTRUACIJOS · MISLIF · mestruazzjoni · miesiączka · menštruácia · menstruācijas · MÍOSTRÚ · menstruació · MA'IMĀSINA · Menstruasjon · menstruacija · MENSTRUACE · menstruação · mestruazione · MENSTRUACIÓN · MENSTRUCIJO · менструација

Was ist eine Vulva?

Du weißt womöglich schon, dass während der Periode Blut aus der Vagina fließt. Deine Vagina befindet sich in deinem Körper, sie gehört also zu deinen inneren Genitalien. Wie ein Kanal aus Muskeln führt sie zu deinen äußeren Genitalien: zur Vulva. Die liegt im vorderen Teil deines Beckens, wo deine Beine zusammenkommen. Aus der Vaginalöffnung tritt das Periodenblut aus, in den Bereich der Vulva. Diese regelmäßige Blutung ist keine Verletzung oder Krankheit, sondern ein ganz normaler Vorgang deines Körpers.

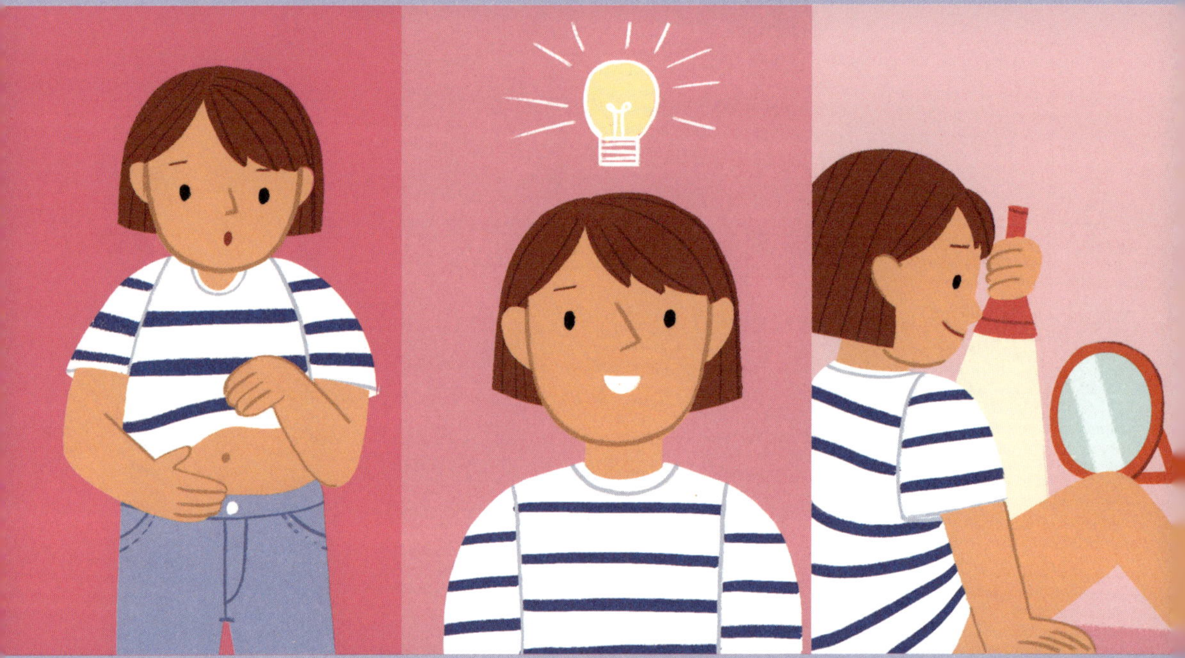

Wie sieht eine Vulva aus?

Menschen unterscheiden sich voneinander in ihrer Körperform und Größe, in ihrem Hautton und ihrer Frisur ... Und auch alle Vulven sehen unterschiedlich aus! Wenn du dich vor einen Ganzkörperspiegel stellst und zwischen deine Beine schaust, kannst du einen Teil deiner Vulva erkennen. Viel mehr siehst du allerdings, wenn du dich hinsetzt, deine Beine spreizt und einen Blick in einen Handspiegel wirfst. Benutze eine Taschenlampe, um die Details deiner Vulva noch genauer betrachten zu können.

Eine Vulva kann so aussehen … oder so … oder so.

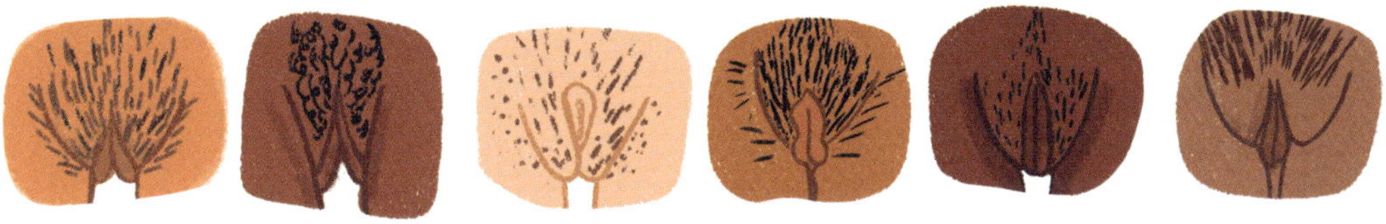

Es wird haarig

In der Pubertät beginnen in deiner Genitalregion Haare zu wachsen. Sie bedecken einen kleinen bis großen Bereich der Vulva, meist die äußeren Vulvalippen und den Venushügel. Der Venushügel ist eine leichte Wölbung oberhalb der Vulvalippen, die zu Beginn der Pubertät größer wird. Genitalhaare können auch auf den Innenseiten der Oberschenkel, im Analbereich und in Richtung Bauch wachsen.

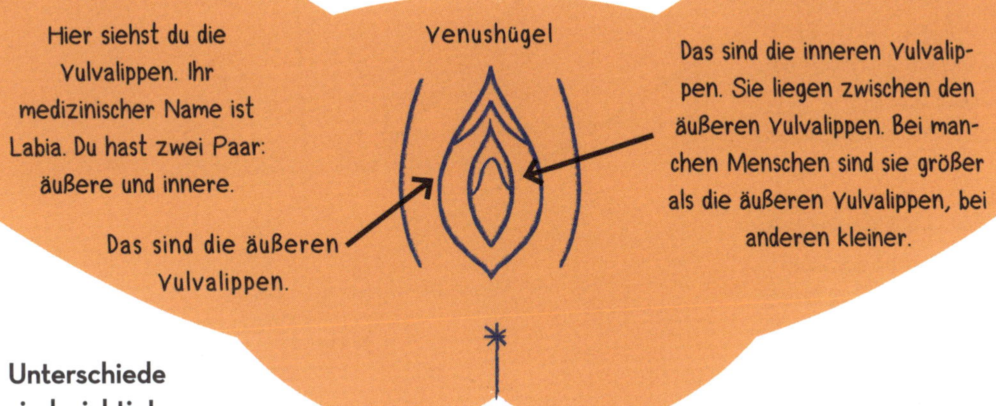

Unterschiede sind wichtig!

Jede Person ist anders, und das gilt auch für ihre Vulvalippen. Manche sind groß, andere klein, manche sind dick, andere dünn. Manche hängen etwas oder klaffen auseinander, andere sind gut versteckt oder liegen ganz nah beieinander. Manche Vulvalippen sind symmetrisch, andere unterscheiden sich links und rechts in ihrer Größe und Form. Manche sind heller als der Rest der Haut, andere dunkler. Manche sind wenig, andere stark behaart. Die Haare können gekräuselt, lockig oder glatt sein. Manche Vulvalippen sind faltig, andere eher straff. Manche haben Pigmentflecken, andere nicht. Jeder Mensch ist anders – und das ist auch gut so! Selbst das Aussehen deiner Vulva wird sich im Laufe deines Lebens immer wieder leicht verändern.

Eine Übersicht der Vulva

Der Abschnitt zwischen den inneren Vulvalippen heißt Vaginalvorhof. Er ist von außen nicht immer sofort zu sehen, gehört aber zur Vulva und besteht aus vielen verschiedenen Bereichen.

Im Bereich der Harnröhrenöffnung befinden sich Drüsen, die bei sexueller Erregung ein dünnflüssiges Sekret produzieren. Die Anzahl und der genaue Ort variieren von Person zu Person.

Die Harnröhrenöffnung führt zur Harnröhre. Das ist eine Art dünner Schlauch, der den Urin von der Blase aus dem Körper leitet.

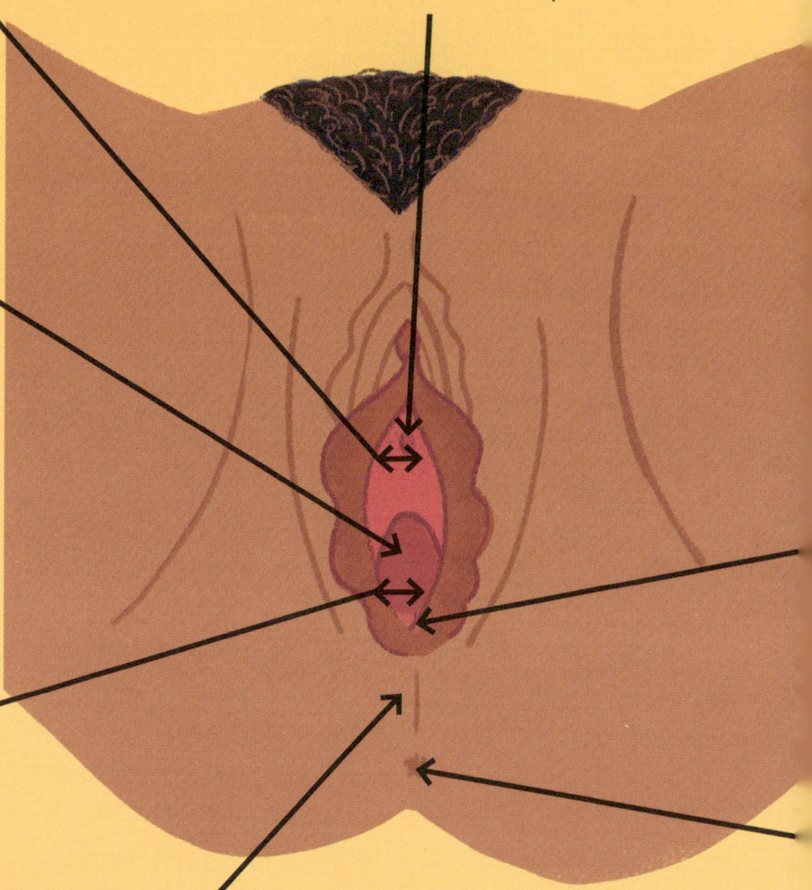

Das ist die Vaginalöffnung, der Eingang zu deiner Vagina. Durch diese Öffnung treten das Menstruationsblut und der Zervixschleim aus.

Die große Vorhofdrüse besteht aus zwei befeuchtenden Drüsen. Diese liegen zwischen den inneren Vulvalippen und produzieren ein Sekret, das den Vaginalvorhof befeuchtet. Wenn du sexuell erregt bist, sorgt das Sekret dafür, dass zum Beispiel deine Finger, ein Penis oder ein Sexspielzeug in deine Vagina eindringen können, ohne dass es wehtut.

Der Damm beschreibt den Bereich zwischen Vulva und Anus. Da hier viele Nerven verlaufen, ist die Haut an dieser Stelle sehr empfindlich.

Ganz oben zwischen deinen Vulvalippen befindet sich die Klitorisvorhaut. Vielleicht entdeckst du sie direkt, wenn du deine Vulva betrachtest, eventuell liegt sie aber auch etwas versteckt.

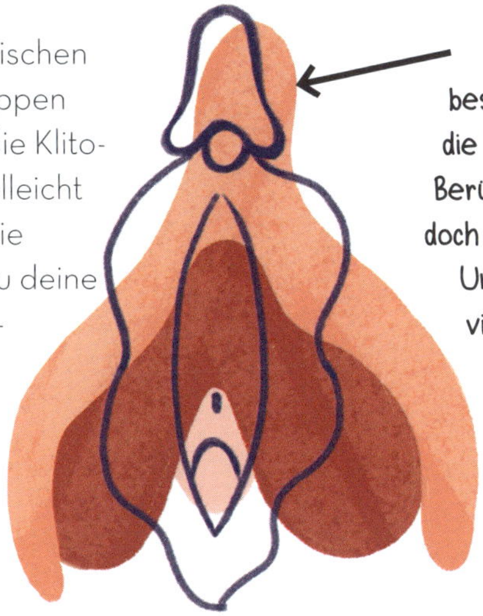

Die Klitorisvorhaut bedeckt einen besonders empfindlichen Teil der Klitoris, die Klitoriseichel. Sie ist so feinfühlig, dass Berührungen dort unangenehm sein können, doch dank der Vorhaut wird sie gut geschützt. Um zum Orgasmus zu kommen, berühren viele ihre Klitoris gerne an verschiedenen Stellen. Ein Orgasmus oder Höhepunkt kann beim Sex mit dir selbst oder anderen eintreten und für ein befriedigendes Gefühl sorgen.

Der Großteil deiner Klitoris ist von außen nicht zu sehen. Sie wird von empfindlicher Haut und starken Muskeln umgeben. Im Inneren deines Körpers erstreckt sie sich entlang der Vulvalippen. Wenn du sie berührst, spürst du das vielleicht auch an deiner Vaginalöffnung und sogar bis zu deinem Damm.

Das Frenulum labiorum ist eine Schleimhautfalte am unteren Teil deines Vaginalvorhofs. Auf Englisch heißt sie „Fourchette". Das kommt aus dem Französischen und bedeutet „Gabel". Zwischen Vaginalvorhof und Damm treffen die inneren Vulvalippen nämlich aufeinander wie die Zinken einer Gabel.

Der Anus, auch After genannt, befindet sich hinter dem Damm. Durch diese Körperöffnung verlässt der Stuhlgang den Darm.

Manche Menschen bezeichnen ihre Vulva als Vagina, was aber nicht korrekt ist. Alle Körperteile, die auf den Seiten 16 bis 19 beschrieben werden, befinden sich außerhalb deines Körpers. Wenn du deine Vulva betrachtest, kannst du den Vaginaleingang sehen. Die Vagina selbst siehst du aber nicht, denn sie liegt innerhalb deines Körpers. Setze dich doch mal vor einen Spiegel und versuche, deine Vulva nachzuzeichnen.

Ein Blick in den Körper

Deine Vulva ist mit deinen restlichen Genitalien verbunden, die sich allerdings im Inneren deines Körpers befinden – du kannst sie also selbst mithilfe eines Spiegels nicht sehen! Diese Zeichnung verdeutlicht, wie deine inneren Genitalien aussehen.

Die beiden Eileiter führen zum oberen Teil des Uterus.

Du hast nicht nur zwei Eileiter, sondern auch zwei Eierstöcke. In ihnen wachsen Eizellen heran. Der lateinische Name für Eierstöcke ist Ovarien.

Eine reife Eizelle wandert vom Eierstock durch den Eileiter in den Uterus.

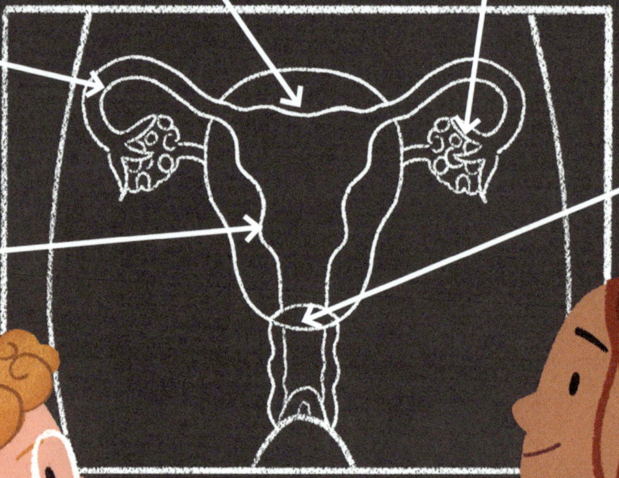

Die Uterusschleimhaut bedeckt das Innere des Uterus und heißt Endometrium.

(Diese Zeichnung ist nicht maßstabsgetreu. Deine Eierstöcke sind etwa so groß wie Mandeln und dein Uterus hat etwa die Größe deiner Faust.)

Die Zervix ist ein ringförmiger Muskel im unteren Teil deines Uterus. Sie reicht einige Zentimeter in deine Vagina hinein. Die Öffnung der Zervix ist mal ganz eng und mal weit - das hängt zum Beispiel davon ab, in welcher Zyklusphase du dich befindest und ob du ein Kind bekommen hast. Die Zervix kann weiter oben oder unten in deinem Körper liegen und ein wenig nach vorne oder hinten gekippt sein.

Wenn du magst, kannst du einen Finger in deine Vagina einführen und vorsichtig versuchen, deine Zervix zu ertasten. Wenn dein Finger lang genug ist (und deine Zervix tief genug liegt), fühlst du vielleicht etwas, das sich wie ein kleiner Donut anfühlt. Das ist deine Zervix!

Deine Vagina ist durch die Zervix mit deinem Uterus verbunden. Sie ist ein schlauchartiges, muskulöses Organ, das sich ausdehnen und zusammenziehen kann. Die Vaginalöffnung führt als Teil deiner Vulva aus deinem Körper heraus.

Meine Geschichte

Als ich mich mit dem Thema Periode beschäftigte, lernte ich, dass viele der hier beschriebenen Körperteile nach den männlichen Ärzten benannt sind, die wichtige Artikel darüber verfasst haben. Die große Vorhofdrüse heißt zum Beispiel auch Bartholin-Drüse, nach Caspar Bartholin. Ich hatte ein wenig das Gefühl, Ärzte wie er dachten, diese Körperteile würden ihnen gehören, nicht mir. Und dabei hatte keiner dieser Männer jemals eine Periode! Zu jener Zeit, als viele Körperteile ihre Namen erhielten, war es für Menschen, die menstruieren, kaum möglich, die Universität zu besuchen oder eine medizinische Ausbildung zu machen, wodurch auch ihre Namen keine Bekanntschaft erlangten. Deshalb benutze ich lieber Wörter, die verdeutlichen, was die Aufgabe eines Körperteils ist oder wo es sich befindet. Es ist eine wunderbare Möglichkeit, die Periode zu *deiner* Periode zu machen.

Der Einfluss der Hormone

Wusstest du, dass dein Gehirn und dein Körper durch chemische Stoffe gesteuert werden? Diese Stoffe heißen Hormone. Sie helfen deinen Organen bei der Arbeit – auch jenen, die deinen Menstruationszyklus beeinflussen. Ohne Hormone würde dein Körper gar nicht funktionieren! Sie werden von sogenannten endokrinen Drüsen produziert, die zusammen das endokrine System deines Körpers bilden.

Hormone während der Pubertät

Für die Veränderungen, die während der Pubertät in deinem Körper geschehen, sind ebenfalls Hormone verantwortlich. Sie sorgen zum Beispiel dafür, dass du wächst und deine hinteren Backenzähne durchbrechen. Sie sind es auch, die deinen Genitalien das Signal geben, zu ihrer endgültigen Größe heranzuwachsen. All diese Prozesse werden also von verschiedenen Hormonen gesteuert – aber wann sie beginnen und wie schnell sie ablaufen, ist bei jedem Menschen unterschiedlich. Hier erkläre ich dir die Drüsen und Hormone, die für deine Periode eine Rolle spielen. (Manche Hormone haben sehr lange Namen, deshalb werden sie oft mit Buchstaben abgekürzt.)

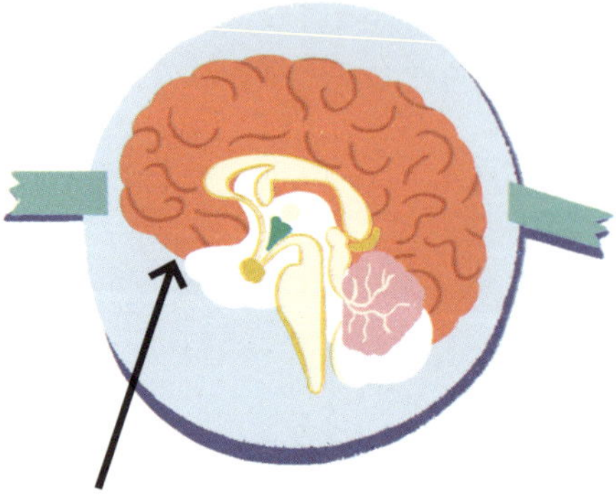

Der Hypothalamus ist ein Teil deines Gehirns. Er bildet ein Hormon namens GnRH, das wiederum die Hypophyse anweist, weitere Hormone freizusetzen: FSH und LH.

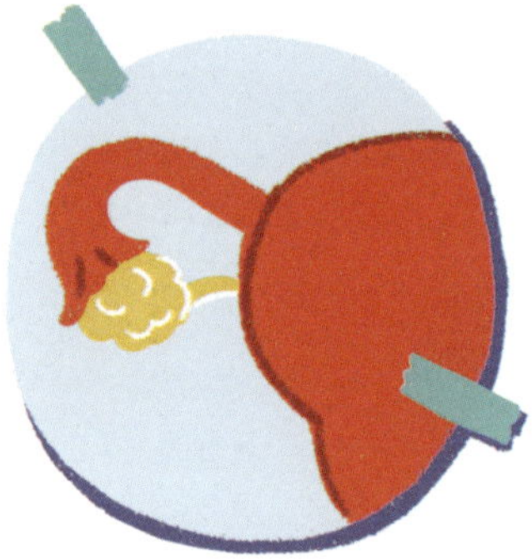

Die Eierstöcke produzieren Estrogen (Östrogen). Gemeinsam mit dem Hormon Progesteron sorgt es dafür, dass die Zervixdrüsen je nach Zyklusphase die richtige Art Schleim produzieren. Außerdem hilft es dabei, dass in den kleinen Bläschen deiner Eierstöcke, den Follikeln, Eizellen heranreifen, und gibt der Uterusschleimhaut das Signal, dicker zu werden. Findet keine Befruchtung statt, bilden die Eierstöcke das Hormon Progesteron, das die Menstruation auslöst!

Die Hypophyse ist eine Drüse in deinem Gehirn. Sie ist klein, aber sehr wichtig! Sie bildet FSH, ein Hormon, das die Follikel in deinen Eierstöcken wachsen lässt und sie darauf vorbereitet, die Eizellen freizugeben. Die Hypophyse produziert außerdem das Hormon LH, das die Eizellen selbst wachsen lässt. Wenn eine Eizelle reif ist, „springt" sie aus dem Follikel - dieser Moment wird Eisprung genannt. Sie verlässt den Eierstock und macht sich durch den Eileiter auf den Weg zum Uterus.

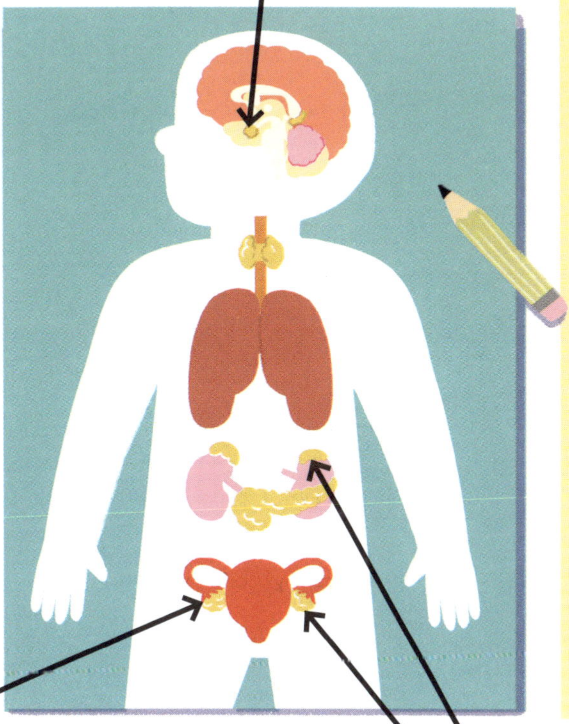

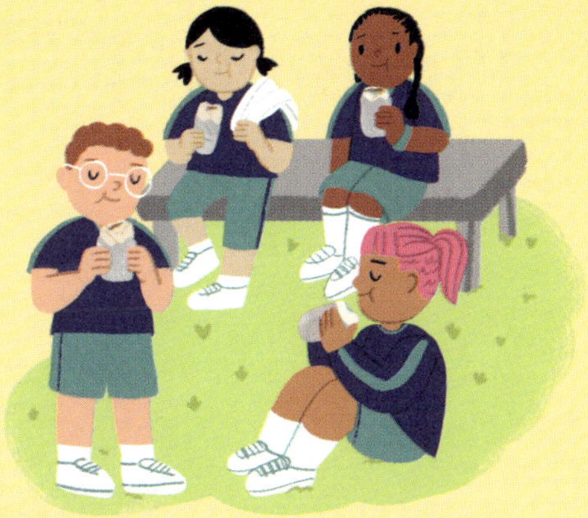

Teamarbeit

Das endokrine System ist nur eines von mehreren Systemen in deinem Körper. Du hast unter anderem noch ein Verdauungssystem, ein Herz-Kreislauf-System sowie ein Atmungssystem. Sie werden „Systeme" oder „Apparate" genannt, weil sie aus Gruppen von Organen, Körperflüssigkeiten und chemischen Stoffen bestehen, die alle zusammenarbeiten, um ihre jeweiligen Aufgaben zu erfüllen. Sie sind wie die Bauteile einer coolen biologischen Maschine!

Wenn die Progesteron-Ausschüttung wieder abnimmt, weiß dein Endometrium, dass es an der Zeit ist, überflüssige Schleimhaut abzustoßen. Progesteron wird hauptsächlich in den Eierstöcken gebildet, aber auch in den Nebennieren. Die Eierstöcke und die Nebennieren produzieren außerdem geringe Mengen an Testosteron. Dieses Hormon beeinflusst unter anderem, wie viel Energie du hast, ob du schnell erregt wirst, wie sich deine Muskeln entwickeln und wie deine Stimmung ist.

Phasen des Menstruationszyklus

Der Menstruationszyklus von Menschen, die ihre Periode bekommen, verläuft in vier Phasen, die sich immer wiederholen. Zusammen heißen diese Phasen deshalb Zyklus. Wenn du die einzelnen Phasen aufmerksam wahrnimmst und darauf achtest, wann du dich wie fühlst, kannst du deine Gesundheit und dein Wohlbefinden steigern. In jeder Zyklusphase genau das zu machen, was dir in dieser Zeit guttut, wird schnell zu einer gesunden und nützlichen Gewohnheit!

Phase 1: Menstruation

Eigentlich bekommst du deine Periode am Ende deines Zyklus, aber da Blutflecken in der Unterhose nun einmal die deutlichste Orientierungshilfe darstellen, wird der Beginn eines jeden neuen Zyklus stets ab dem ersten Blutungstag gezählt. In dieser Phase spannen sich die Muskeln deines Uterus an und leisten harte Arbeit, um überflüssiges Gewebe und Blut aus deinem Körper zu transportieren. Das ist anstrengend und du fühlst dich vielleicht müde oder träge. Es ist auch möglich, dass du während deiner Periode emotional erschöpft bist. Du spürst wahrscheinlich, wie sich dein Uterus immer wieder anspannt. Vor allem in den ersten Tagen deiner Menstruation können diese Krämpfe ziemlich wehtun.

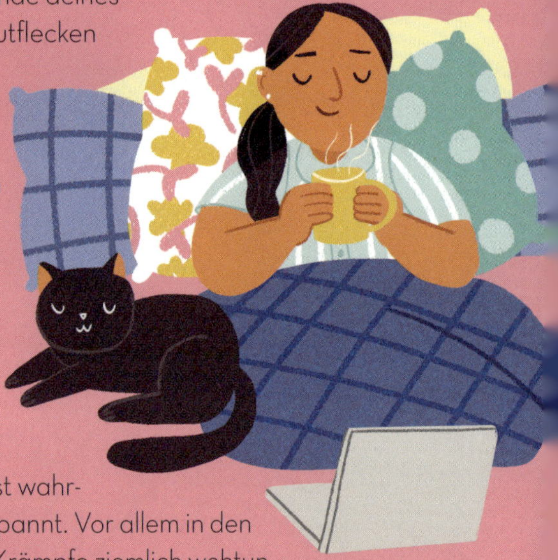

Während dieser Phase fühlst du dich vielleicht, als könntest du Winterschlaf halten. Oder du möchtest jeden Tag eigentlich nur mit deiner Lieblingsserie im Bett verbringen. Nach einer entspannenden Beschäftigung geht es dir wahrscheinlich besser, während du einen vollen Terminkalender jetzt eher weniger gut gebrauchen kannst. Doch wie immer gilt: Jeder Mensch ist anders! Manche sind besonders aktiv und produktiv, während sie menstruieren.

Phase 2: Follikelphase

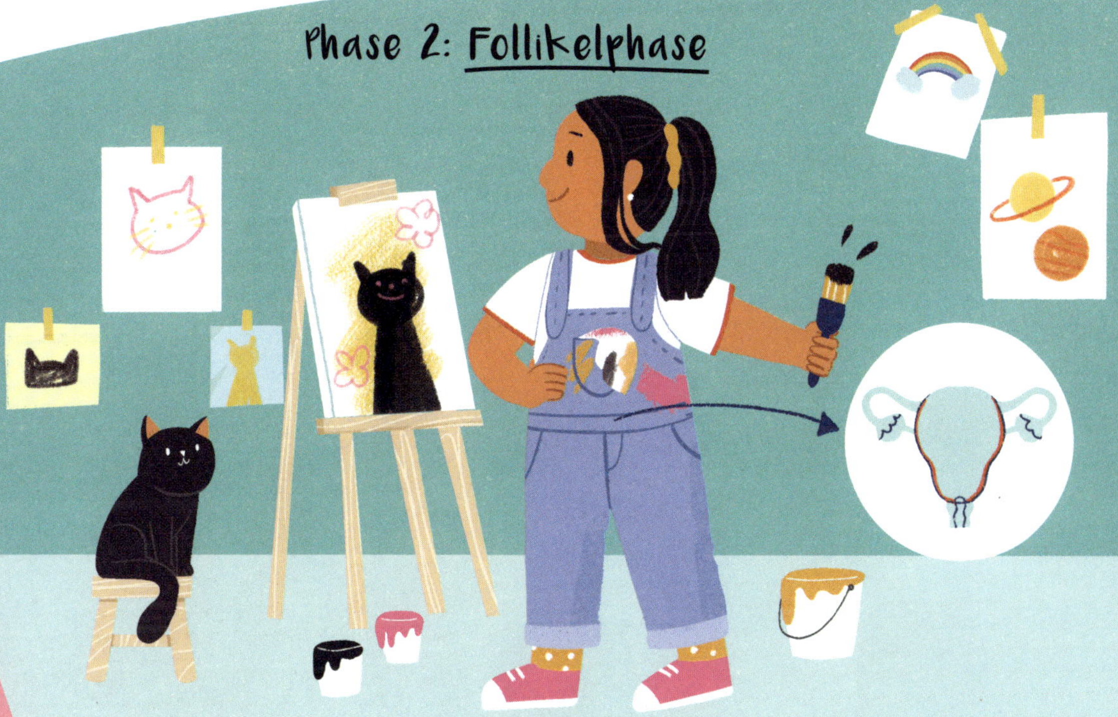

Diese Phase ist von Person zu Person unterschiedlich lang und meist der Grund dafür, dass du einen kürzeren oder längeren Zyklus hast als andere Menschen, die menstruieren. In dieser Phase bist du womöglich besonders produktiv und kreativ – dein Körper ist immerhin buchstäblich damit beschäftigt, in einem Follikel eine Eizelle heranreifen zu lassen! Das kann sich auch auf deine Gefühle auswirken. Diese Zyklusphase eignet sich für viele Menschen gut, um ein kreatives Projekt zu beginnen, eine Sportart auszuprobieren oder neue Leute kennenzulernen. Warum experimentierst du nicht ein paar Monate lang damit herum und probierst jedes Mal während deiner Follikelphase etwas Neues aus? Vergiss dabei nicht: Jeder Körper funktioniert anders. Mache dir also keine Sorgen, wenn du in dieser Phase keine Lust auf Abenteuer hast.

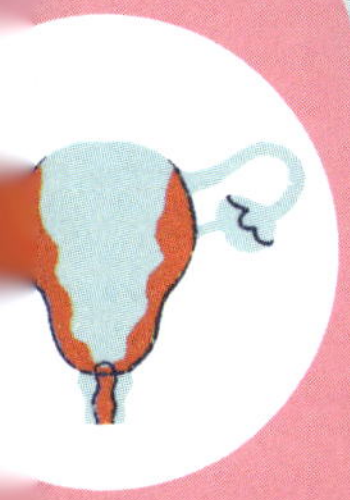

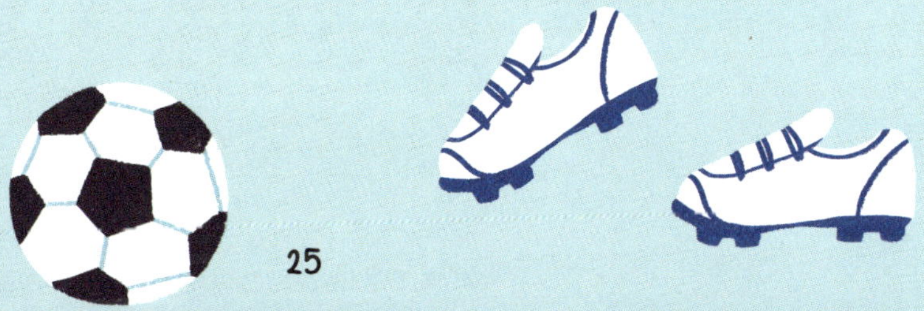

Phase 3: Eisprung [Ovulation]

In dieser Phase des Menstruationszyklus haben die meisten Menschen viel Energie. Manche probieren deshalb gerne kurz vor oder nach dem Eisprung neue Dinge aus, andere sind dafür viel zu aufgekratzt und gehen lieber unter Leute, um Spaß zu haben. Womöglich wirst du in dieser Phase leicht sexuell erregt oder findest eine Person, für die du schwärmst, noch attraktiver als sonst. Es ist möglich, dass du während oder kurz nach der Ovulation plötzlich Aufgaben erledigst, die du bis dahin vor dir hergeschoben hast. Wenn du für etwas viel Ausdauer und Willenskraft benötigst, kann deine Zyklus-Power dir jetzt den nötigen Schubs geben!

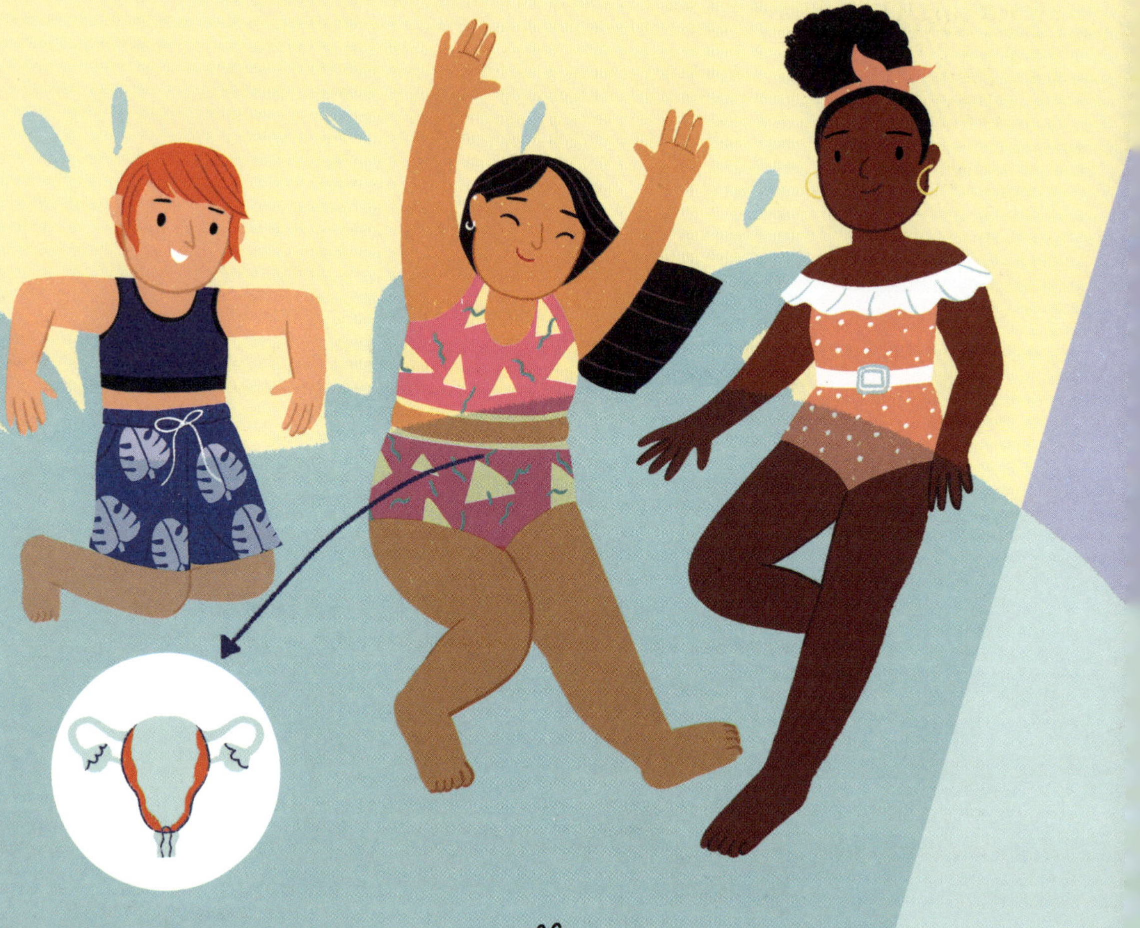

Meine Geschichte

Es dauerte eine halbe Ewigkeit, bis ich dieses Verhalten bei mir selbst einzuordnen wusste - und das, obwohl ich mich so intensiv mit diesem Thema beschäftigte! Manchmal war ich richtig streitlustig oder hatte das Gefühl, alle hätten es auf mich abgesehen, und ging dann wütend ins Bett. Oft wachte ich am nächsten Morgen auf und stellte kleinlaut fest, dass ich gerade meine Periode bekommen hatte. Mir wurde immer erst im Nachhinein klar, dass ich wieder wütend geworden war - und zwar genau am selben Tag meines Zyklus, jeden Monat aufs Neue!

Phase 4: Prämenstruationsphase

Diese Phase dauert bei allen Menschen, die menstruieren, etwa gleich lang, nämlich ungefähr 14 Tage. Wenn dein Eisprung jedoch eher früh in deinem Zyklus stattfindet, können dir diese zwei Wochen seeeeehr lange vorkommen. Warst du gerade vielleicht noch total kreativ, wirst du plötzlich richtig launisch. Es kann sogar sein, dass du während dieser Phase besonders unsicher oder traurig bist. Das kann sich echt übel anfühlen, aber meist sind es wirklich nur deine Hormone, die dich so angespannt werden lassen!

Versuche, dir immer wieder klarzumachen, dass kleine Probleme kein Weltuntergang sind, und nimm dir Zeit für dich, wenn du das Gefühl hast, gleich die Nerven zu verlieren. Nach ein oder zwei Tagen merkst du wahrscheinlich, dass du dich fast über etwas aufgeregt hättest, das eigentlich nur eine Kleinigkeit ist.

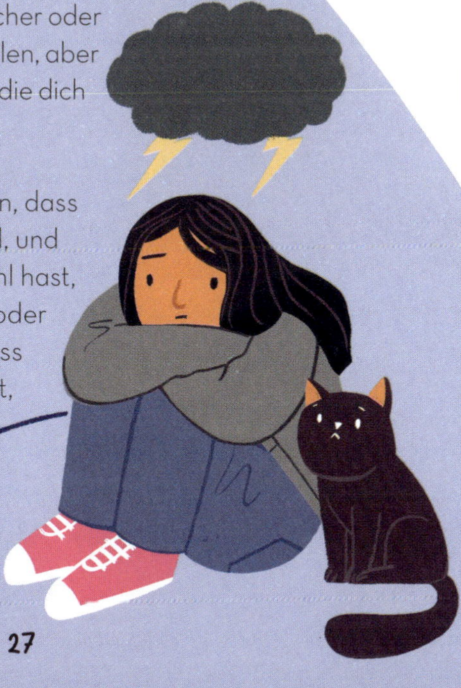

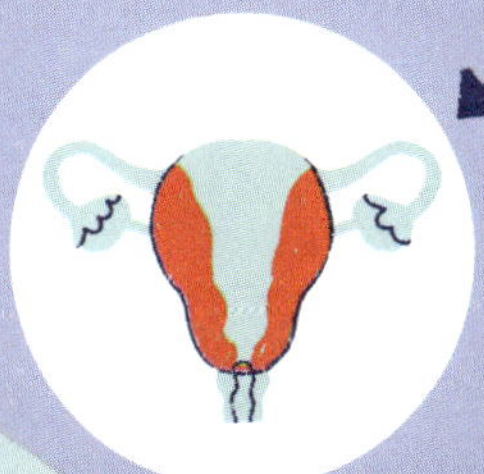

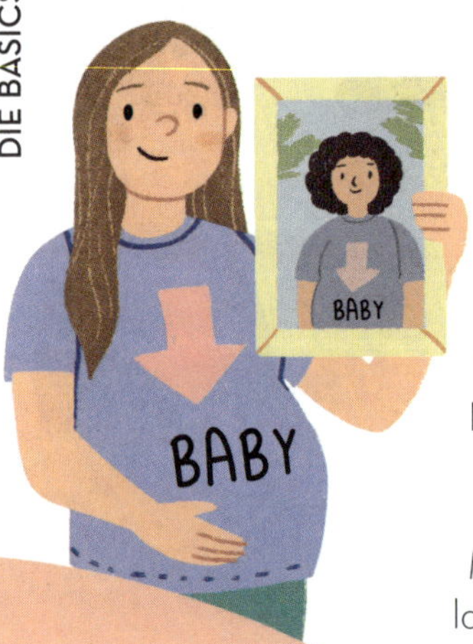

Das Leben eines Zyklus

Du veränderst dich dein ganzes Leben lang. Und deine Periode verändert sich mit dir! Wenn du älter wirst, durchläufst du verschiedene Lebensabschnitte. Diese ähneln sich zwar bei allen Menschen, die menstruieren, wann genau sie beginnen und wie lange sie dauern, ist von Person zu Person jedoch unterschiedlich.

Vorpubertät

Es mag dich überraschen, doch das Leben deines Zyklus begann schon zwei Generationen vor deinem eigenen! Du wurdest bereits mit deinen beiden Eierstöcken geboren – und das gilt auch für deine Mama. Sie verfügte schon über Eizellen in ihrem eigenen Mini-Uterus, noch während sie im Uterus ihrer Mama zu einem Baby heranwuchs. Viele Jahre später reifte eine dieser Eizellen heran, wurde befruchtet und entwickelte sich zu einem Baby. Ein winziger Teil von dir war also einst im Uterus deiner Oma!

Bei deiner Geburt befanden sich ungefähr zwei Millionen Eizellen in deinen Eierstöcken und du hattest sogar schon einen kleinen Uterus. Als Baby und kleines Kind wuchst du heran und entwickeltest dich innerlich und äußerlich weiter. Dein Uterus, deine Eierstöcke, deine Vagina und deine Vulva veränderten sich in dieser Zeit allerdings kaum.

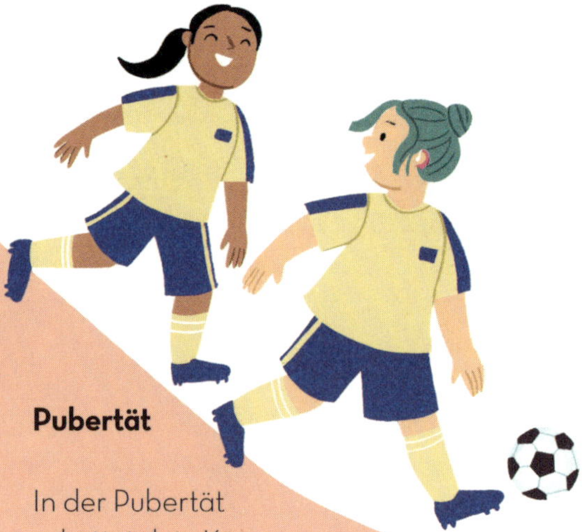

Pubertät

In der Pubertät schüttet dein Körper verschiedene Hormone aus, wodurch deine Genitalien anfangen, sich zu erwachsenen Organen zu entwickeln. Du beginnst, dich auch äußerlich zu verändern, auf ganz sichtbare Weise. Du wirst größer, deine Brüste wachsen und du bekommst vielleicht breitere Hüften. Deine Körpergröße und -form sind zu einem großen Teil erblich bedingt. Es ist also möglich, dass du während der Pubertät beginnst, den Menschen aus deiner Familie zu ähneln.

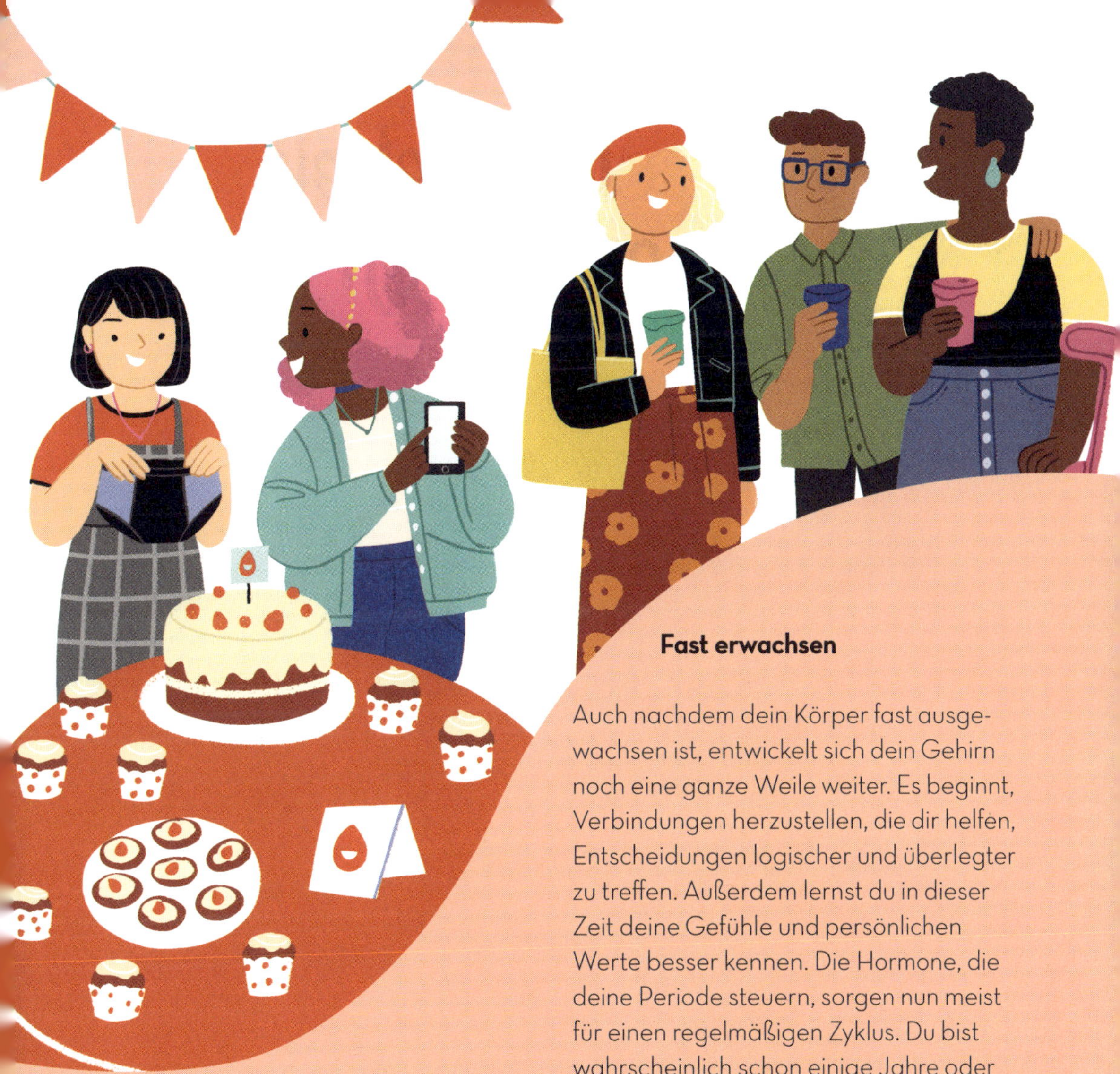

Fast erwachsen

Auch nachdem dein Körper fast ausgewachsen ist, entwickelt sich dein Gehirn noch eine ganze Weile weiter. Es beginnt, Verbindungen herzustellen, die dir helfen, Entscheidungen logischer und überlegter zu treffen. Außerdem lernst du in dieser Zeit deine Gefühle und persönlichen Werte besser kennen. Die Hormone, die deine Periode steuern, sorgen nun meist für einen regelmäßigen Zyklus. Du bist wahrscheinlich schon einige Jahre oder Monate lang fruchtbar – seit deinem ersten Eisprung, also etwa zwei Wochen vor deiner Menarche. Vielleicht machst du dir inzwischen Gedanken darüber, wie du verhindern kannst, dass du ungewollt schwanger wirst. Dir wird in dieser Zeit auch immer klarer, welche Eigenschaften du an anderen attraktiv findest und welche Erlebnisse dir ein gutes Gefühl geben.

Menarche

Deine erste Menstruation nennt sich Menarche. Ab diesem Zeitpunkt beginnt deine Periode, aber du bekommst sie anfangs wahrscheinlich noch unregelmäßig.

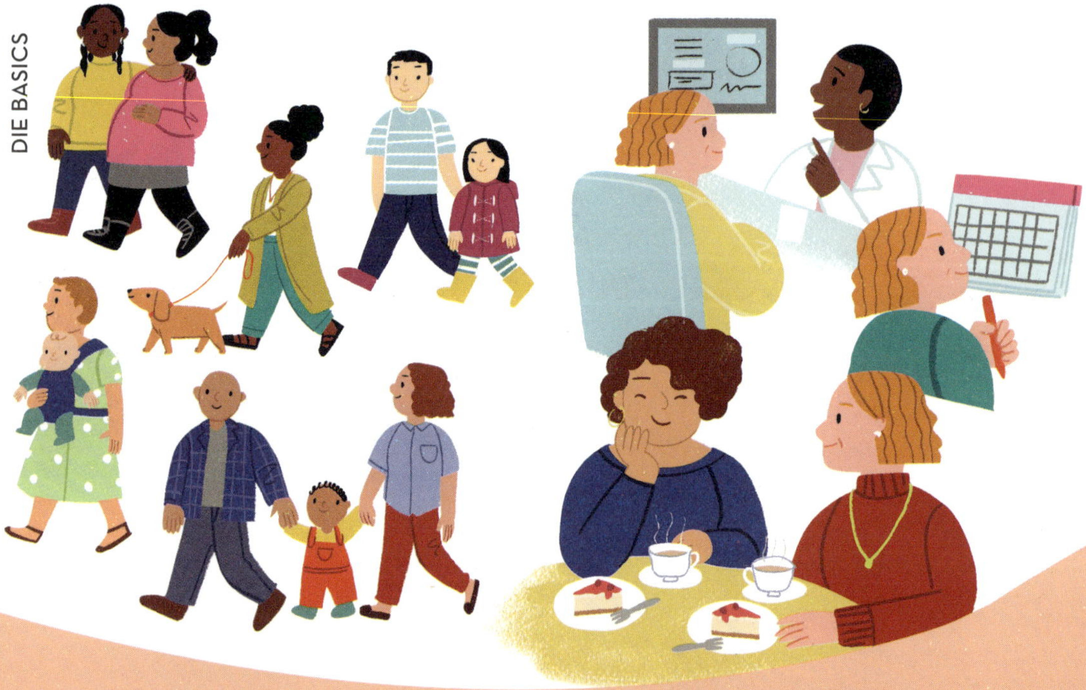

Fruchtbare Jahre

In deinen Zwanzigern oder Dreißigern triffst du wahrscheinlich die Entscheidung, ob du schwanger werden willst oder nicht. Vielleicht möchtest du eine Familie gründen. Wer schwanger ist, bekommt keine Periode, bis das Baby auf der Welt ist. Und auch während der Stillzeit bleibt die Menstruation häufig noch eine Zeit lang aus. Während dieser Zeit finden große hormonelle Veränderungen im Körper statt. Manchmal können sie psychische Probleme verursachen. Das ist belastend, aber es gibt in solchen Situationen professionelle Unterstützung! Ab den späten Dreißigern kann es schwieriger sein, schwanger zu werden, als am Anfang der fruchtbaren Jahre. Dennoch ist es nach wie vor möglich, und viele Menschen bekommen heutzutage erst in diesem Alter Kinder.

Beginn der Perimenopause

Ab Mitte oder Ende vierzig stellst du vielleicht fest, dass dein Zyklus kürzer wird. Möglicherweise hast du nicht vor jeder Periode einen Eisprung. All das können Anzeichen dafür sein, dass du einen Lebensabschnitt erreichst, der Perimenopause genannt wird. Mit Beginn dieser Phase wird es schwierig, nur durch Sex ohne Verhütung schwanger zu werden. Trotzdem gibt es Menschen, die in diesem Alter noch Kinder bekommen, entweder durch natürliche oder durch künstliche Befruchtung. Mithilfe von ärztlichen Tests lässt sich herausfinden, wie es um den Vorrat an Eizellen in deinen Eierstöcken steht und ob dein Körper noch Fortpflanzungshormone produziert. Später kann die Periode unregelmäßig auftreten – fast

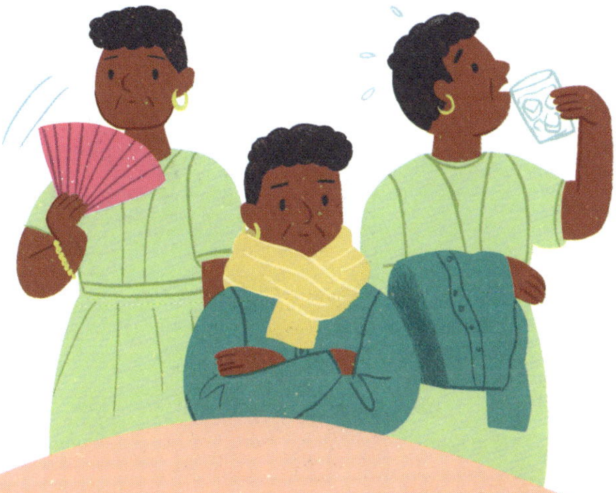

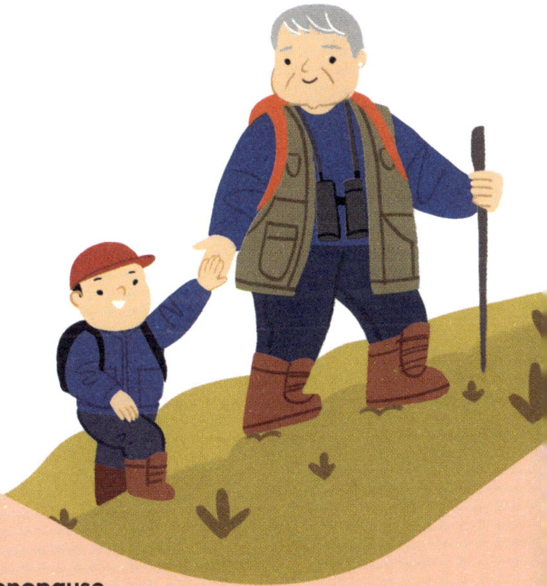

wie in der Zeit nach deiner Menarche. Manchmal menstruierst du stärker oder länger als sonst, die Blutung wird leichter oder bleibt sogar ganz aus. Der Grund dafür ist, dass sich dein Hormonhaushalt während der Perimenopause verändert, was auf verschiedene Systeme deines Körpers Auswirkungen hat. Diese Veränderungen können schon einige Zeit vor deiner letzten Periode auftreten und auch danach noch einige Monate oder Jahre andauern. Es kann sein, dass du spröde Haut und einen trockenen Mund bekommst und deine Vagina weniger feucht ist. Vielleicht leidest du an Schlafproblemen oder dir ist manchmal zu warm. Es ist auch möglich, dass du dich ab und zu etwas benebelt fühlst, aber das geht wieder vorbei. Manche Menschen nehmen Medikamente ein, die Hormone enthalten, um die Zeit der Perimenopause angenehmer zu gestalten. Das sorgt dafür, dass die körperlichen Veränderungen allmählich passieren und dadurch weniger störend wirken.

Menopause

Die letzte Menstruation im Leben eines Menschen heißt Menopause. Du hast die Menopause erreicht, wenn du über fünfzig Jahre alt bist und deine Periode ein Jahr lang ausblieb oder wenn du unter fünfzig Jahre alt bist und zwei Jahre keine Periode mehr bekommen hast.

Postmenopause

Ungefähr ab deinen Fünfzigern hast du keinen Eisprung und deshalb auch keine Periode mehr. Von nun an kannst du nicht mehr auf natürliche Weise schwanger werden. Weil dein Körper jetzt weniger Hormone produziert, ist es möglich, dass du etwas Haarausfall bemerkst und deine Taille breiter wird. Du bist wahrscheinlich aufmerksamer, aktiver und kreativer als während der Menopause. Es ist an der Zeit, den nächsten Lebensabschnitt zu genießen.

Kinderkriegen?!

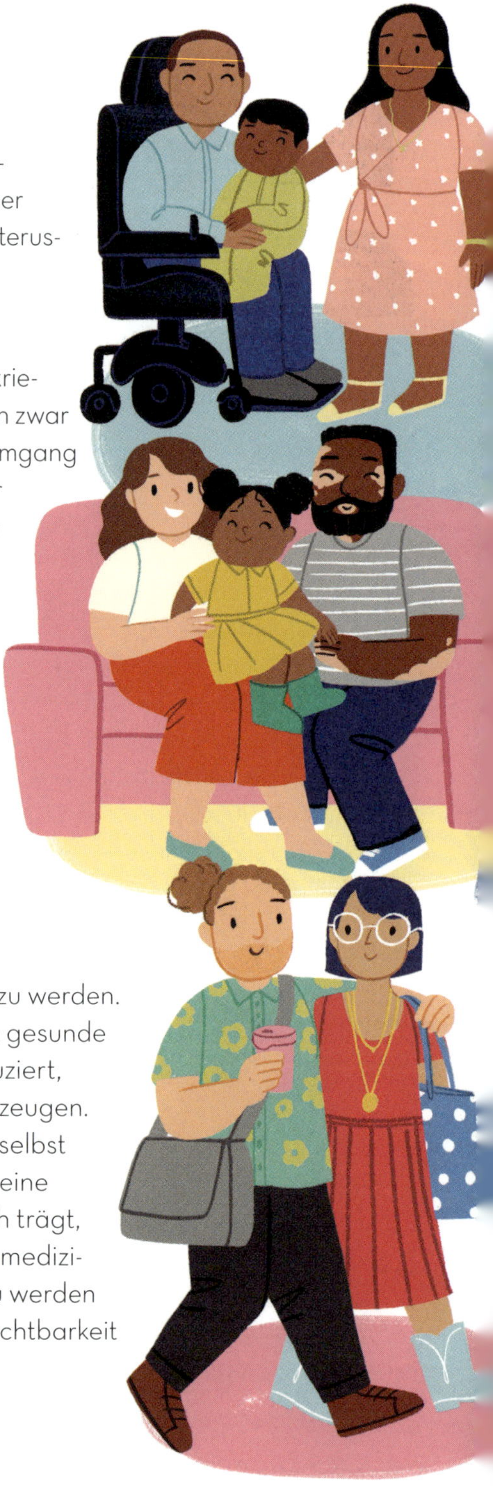

Wenn du in die Pubertät kommst, beginnen deine Eierstöcke, reife Eizellen zu bilden. Verbindet sich eine dieser Eizellen mit einer Samenzelle und nistet sich in deine Uterusschleimhaut ein, bist du schwanger.

Als ich das als Kind zum ersten Mal hörte, dachte ich: „Moment mal, ich bin noch gar nicht bereit, Kinder zu kriegen!“ Und ich hatte recht damit! Unsere Körper werden zwar schnell erwachsen, aber unser Charakter und unser Umgang mit Emotionen entwickeln sich deutlich langsamer. Der Zeitraum, in dem unser Gehirn lernt, Gefühle richtig zu verarbeiten, überlegte Entscheidungen zu treffen und gesunde Beziehungen zu führen, dauert viel länger als die Pubertät selbst – sogar bis in die Zwanziger hinein. Im Laufe des Erwachsenwerdens entscheiden sich manche Menschen dazu, überhaupt keine Kinder bekommen zu wollen. Andere beschließen, dass sie nicht schwanger werden möchten, bevor sie bereit sind, eine Familie zu gründen, und verwenden deshalb vielleicht eine Form der Verhütung.

Schwanger werden

Es gibt verschiedene Möglichkeiten, um schwanger zu werden. Menschen in einer Beziehung, in der die eine Person gesunde Eizellen und die andere gesunde Samenzellen produziert, können meist recht problemlos gemeinsam ein Kind zeugen. Doch wusstest du, dass das nicht immer möglich ist, selbst wenn jemand es gerne möchte? Zum Beispiel, wenn eine Person keine (gesunden) Ei- oder Samenzellen in sich trägt, sich schon in der Postmenopause befindet oder aus medizinischen Gründen Schwierigkeiten hat, schwanger zu werden oder zu bleiben. Dann besteht eine sehr geringe Fruchtbarkeit oder sogar Unfruchtbarkeit.

Künstliche Befruchtung

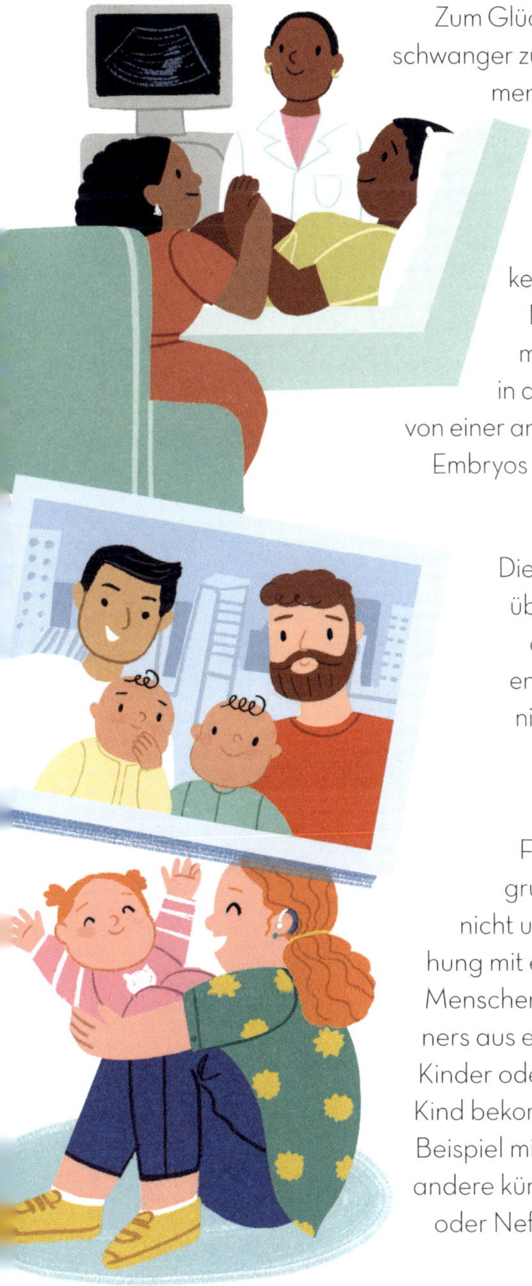

Zum Glück gibt es für Menschen, die Schwierigkeiten haben, schwanger zu werden, medizinische Hilfe – zum Beispiel Medikamente mit Hormonen, die den Eisprung auslösen. Oder das Sperma wird während der fruchtbaren Phase direkt in den Uterus eingebracht. Das erhöht die Wahrscheinlichkeit, dass eine Samenzelle eine Eizelle findet und befruchtet. Eine weitere Möglichkeit heißt In-vitro-Fertilisation, kurz IVF. Dabei werden Eizellen und Samenzellen im Labor miteinander vermischt. Bei erfolgreicher Befruchtung wird die Eizelle in den Uterus eingesetzt. Einige Familien erhalten Hilfe von einer anderen Person, die ihnen Samenzellen, Eizellen oder Embryos spendet. Es gibt auch Menschen, die für andere ein Baby in ihrem eigenen Uterus austragen.

Diese Methoden sind nicht immer erfolgreich und nicht überall auf der Welt verfügbar. Deshalb ist es wichtig, dass du dich mit dem Thema beschäftigst, bevor du entscheidest, ob du Kinder bekommen möchtest oder nicht. Aber dafür hast du noch eine ganze Weile Zeit!

Eine Familie gründen

Falls und wenn du dich bereit fühlst, eine Familie zu gründen, gibt es dafür viele Möglichkeiten. Du musst nicht unbedingt menstruieren können und in einer Beziehung mit einer Person sein, die Sperma produziert! Manche Menschen ziehen die Kinder ihrer Partnerin oder ihres Partners aus einer früheren Beziehung groß. Andere adoptieren Kinder oder werden Pflegeeltern. Einige möchten alleine ein Kind bekommen, ohne Partnerin oder Partner. Das geht zum Beispiel mit Samenzellen von (anonymen) Spendern. Wieder andere kümmern sich um ihre jüngeren Geschwister, Nichten oder Neffen. Es ist einfach klasse, dass es so viele verschiedene Arten von Familien gibt!

Statistiken zur Periode

Hast du dich schon einmal gefragt, wie viel Blut du während einer Periode ausscheidest? Oder wie lange Menschen überhaupt menstruieren? Zum Glück gibt es inzwischen eine Menge Daten über den Menstruationszyklus. Sie stammen von Ärzt*innen und Forscher*innen, die über viele Jahre hinweg eine große Anzahl Menschen zu ihrer Periode befragten.

Wir alle sind unterschiedlich, deshalb zeigen auch Statistiken zur Periode immer nur durchschnittliche Werte. Es ist völlig in Ordnung, wenn dein Zyklus davon abweicht. Viel wichtiger ist, dass du mit deiner ganz persönlichen Statistik vertraut wirst und einzuschätzen lernst, ob sie sich in einem gesunden Rahmen bewegt. Du spürst und erlebst wahrscheinlich ähnliche Dinge wie andere Menschen, die menstruieren. Das findest du aber nur heraus, wenn du sie fragst! In deinem Freundeskreis und in deiner Familie könnt ihr eure Periodenstatistiken untereinander vergleichen. Vielleicht erzählen dir Verwandte, die auch menstruieren, wann ihre Menarche war und wie ihr Zyklus abläuft. So bekommst du eine Vorstellung davon, wie sich deine Periode möglicherweise entwickeln wird.

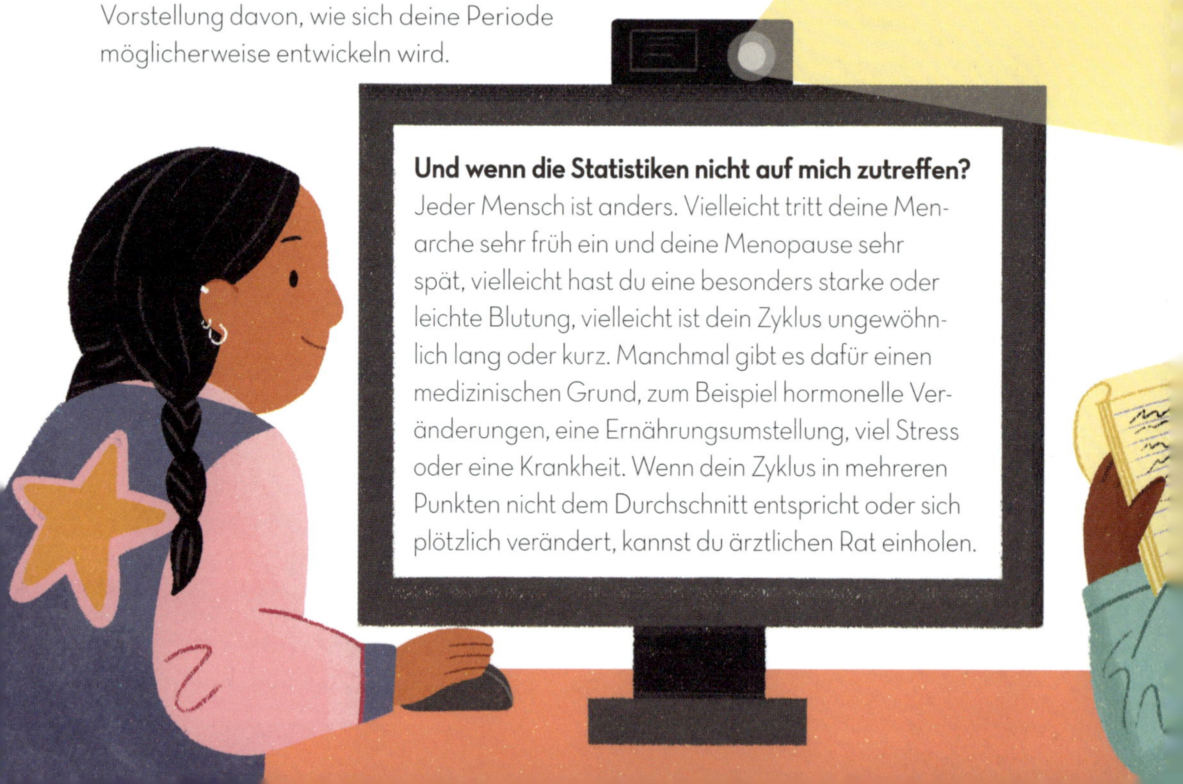

Und wenn die Statistiken nicht auf mich zutreffen?
Jeder Mensch ist anders. Vielleicht tritt deine Menarche sehr früh ein und deine Menopause sehr spät, vielleicht hast du eine besonders starke oder leichte Blutung, vielleicht ist dein Zyklus ungewöhnlich lang oder kurz. Manchmal gibt es dafür einen medizinischen Grund, zum Beispiel hormonelle Veränderungen, eine Ernährungsumstellung, viel Stress oder eine Krankheit. Wenn dein Zyklus in mehreren Punkten nicht dem Durchschnitt entspricht oder sich plötzlich verändert, kannst du ärztlichen Rat einholen.

Alter zum Zeitpunkt der Menarche: 9 bis 16 Jahre

Zyklusdauer bei Jugendlichen: 21 bis 45 Tage

Dauer der Periode: weniger als 7 Tage

Blutmenge pro Zyklus: 2 bis 6 Esslöffel

Anzahl der Eizellen zu Beginn der Pubertät: 300.000 bis 500.000

Dauer der fruchtbaren Zeit: etwa 40 Jahre

Zyklusdauer bei Erwachsenen: 21 bis 35 Tage

Anzahl der Zyklen pro Jahr: 11 bis 13

Dauer bis zum Eisprung:
bei Jugendlichen 7 bis 31 Tage
bei Erwachsenen 7 bis 21 Tage

Anzahl der Eizellen bei Geburt: 1 bis 2 Millionen

Anzahl der Eisprünge bis zur Menopause: 400 bis 500

Alter zum Zeitpunkt der letzten Menstruation: 45 bis 55 Jahre

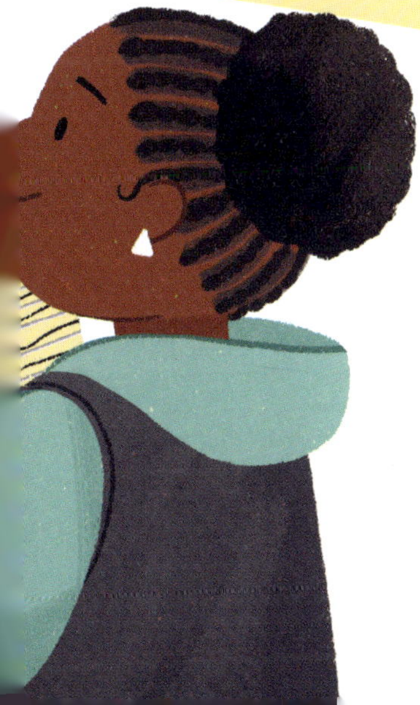

Meine Geschichte

Ich hatte meine erste Periode mit zwölfeinhalb Jahren, meine Mutter war elf Jahre alt. Ihre Mutter hingegen, die als Jugendliche vor Gefahren aus ihrem Heimatland geflohen war, bekam ihre erste Periode erst mit 17 Jahren. Stress kann die Menarche verzögern.

PERIODEN-MANAGEMENT

Früher wurde die Periode mit Begriffen wie „Unwohlsein" oder „das rote Monster" beschrieben. Das klingt, als wäre Menstruieren etwas Ungewolltes oder Schlechtes, sodass viele sich für ihre Periode schämen. Deshalb sage ich lieber, dass ich mich um meine Periode kümmere. Denn wenn du dich um etwas kümmerst, ist es dir auch wichtig.

Wenn du dich um dich selbst kümmerst, bist du freundlich zu dir, achtest auf deine Gefühle und auf deinen Körper. Sich um etwas zu kümmern, kann auch heißen, dass du dich in einer Sache verantwortungsvoll verhältst. Wenn du dich um deine Periode kümmerst, tust du beides gleichzeitig. Du kannst stolz darauf sein, Entscheidungen über deinen Körper und deine Gesundheit zu treffen. Dadurch wirst du selbstbewusster.

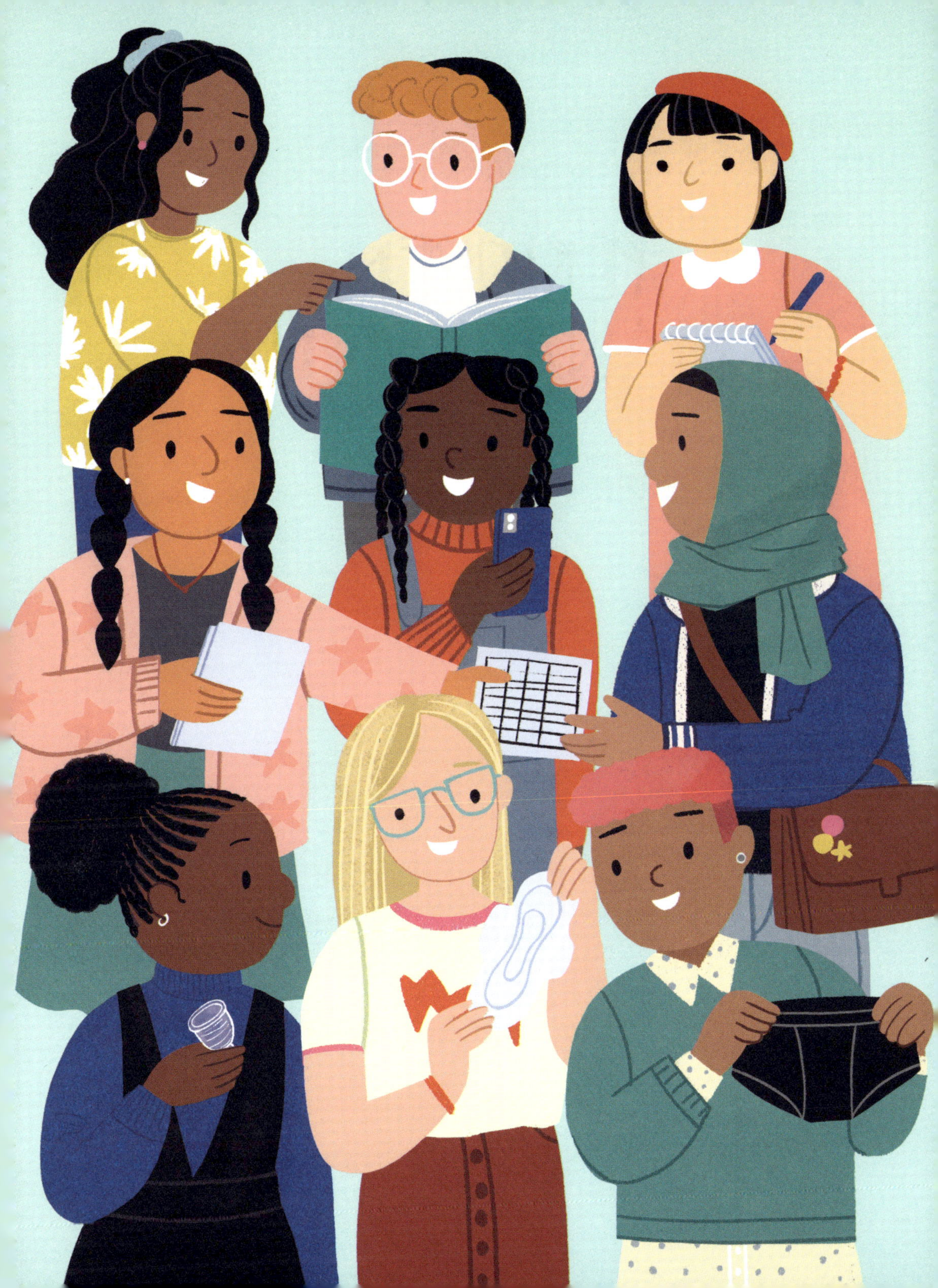

Wie sieht die Periode aus?

Menstruationsblut sieht in jedem Lebens- und Zyklusabschnitt eines Menschen anders aus. Und es ist nicht nur Blut! Dein Körper stößt das verdickte Endometrium ab – das ist die innere Wand des Uterus. Darin befinden sich Blutzellen, Gewebe des Endometriums selbst sowie Schleim und Flüssigkeiten, die von der Vagina produziert werden.

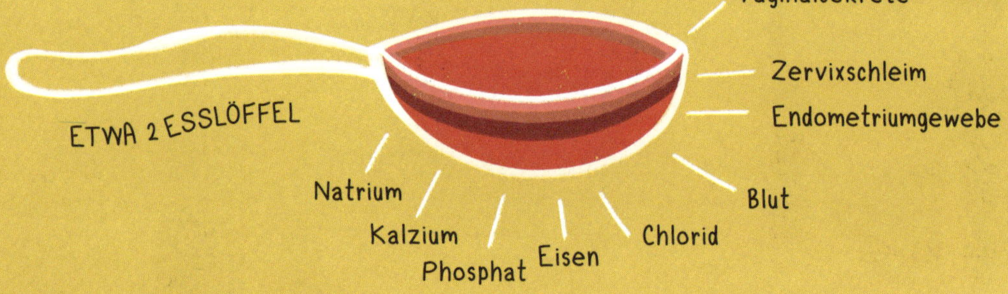

Menstruationsblut kann unterschiedliche Farben und Texturen haben. Es kann dunkelrot, leicht bräunlich, rosa oder hellrot sein. Es kann dick- oder dünnflüssig sein. Manchmal fließt mehr Blut aus der Vagina, dann wieder längere Zeit nichts. Einige entdecken kurz vor ihrer Periode helle Blutflecken oder eine wässrig-pinke Flüssigkeit in ihrer Unterhose.

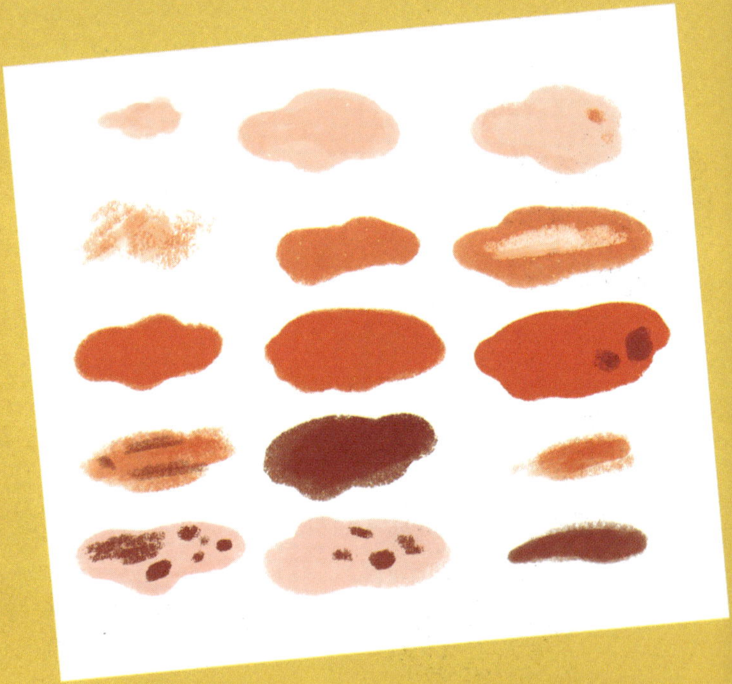

Ist das nicht viel zu viel Blut?

Manchen macht es Angst, viel Blut auf einmal zu sehen. Das liegt daran, dass unser Gehirn uns beschützen will. Wer blutet, hat sich meist verletzt. Doch Menstruationsblut hat nichts mit einer Verletzung zu tun – es ist lediglich die Schleimhaut des Uterus, in der sich ein befruchtetes Ei sicher und bequem einnisten kann. Denke daran, wenn du dein Menstruationsblut siehst!

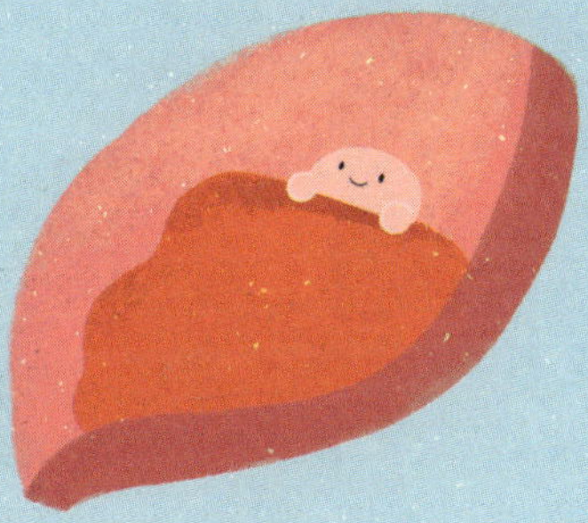

Gerinnsel

Manchmal bildet dein Menstruationsblut Klumpen – besonders, wenn du einen Tag oder einen Zyklus mit starker Blutung hast. Blutgerinnsel sind dicke Klumpen, die etwa so groß sind wie deine Fingerspitze. Du kannst einen oder mehrere in deinem Menstruationsblut finden. Sie sehen ein bisschen aus wie Marmelade oder Gelee und können dunkelrot bis schwarz erscheinen. Wenn du diese Blutgerinnsel in etwas Klopapier zerdrückst, siehst du jedoch, dass sie eigentlich rot sind. Das liegt daran, dass sie aus Blutzellen bestehen, die sehr schnell sehr groß geworden sind. Die Farbe kommt dadurch zustande, dass sich viele Zellen auf einem Haufen befinden. Es ist vielleicht etwas überraschend, Blutgerinnsel zu sehen, aber normalerweise musst du dir deswegen keine Gedanken machen.

Meine Geschichte

Am Anfang dachte ich immer, Blutgerinnsel sähen aus wie Stücke von der Leber, und ich war davon überzeugt, dass meine Leber aus meinem Uterus herausfällt! (Keine Sorge, das ist unmöglich.) Dann habe ich festgestellt, dass Blutgerinnsel eigentlich ziemlich cool aussehen!

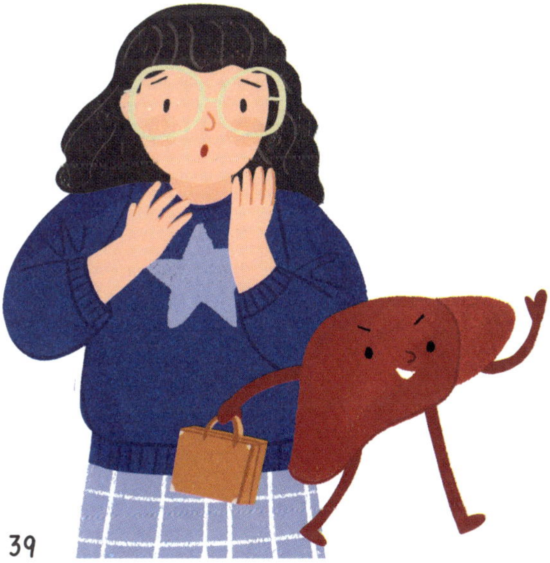

Wie fühlt sich die Periode an?

Es überrascht dich bestimmt nicht, dass sich die Periode an verschiedenen Tagen und für jeden Menschen anders anfühlt. Ich werde trotzdem versuchen, das Menstruationsgefühl zu beschreiben. Wenn du Erlebnisse miteinander vergleichst, erfährst du außerdem, wie es anderen damit geht, und kannst vielleicht eine Lösung finden, wenn du oder deine Freund*innen die Periode als sehr unangenehm empfinden.

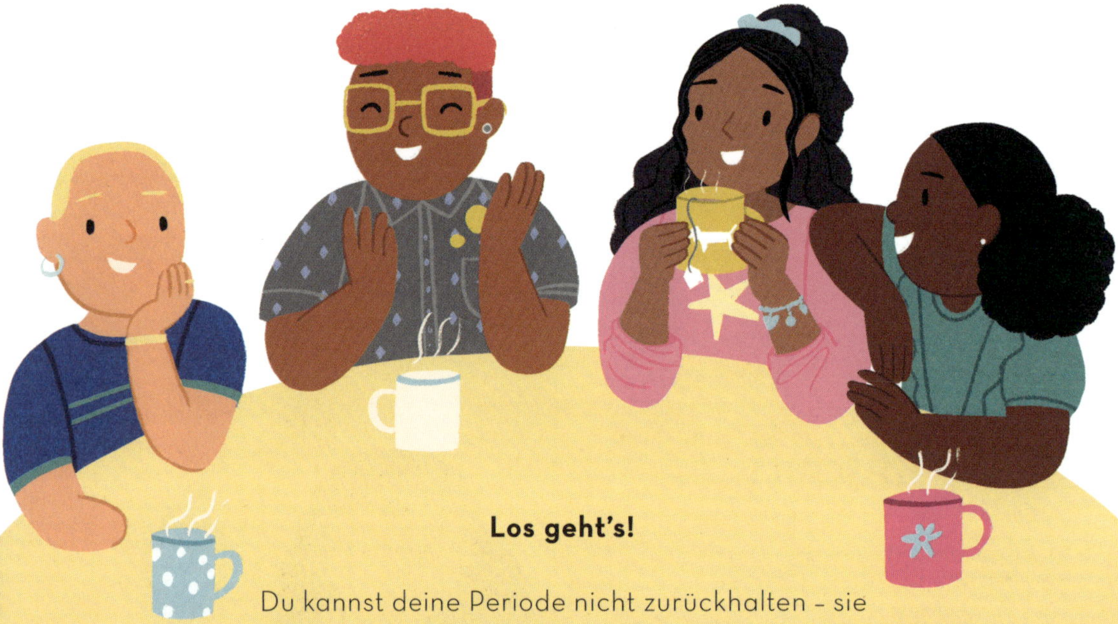

Los geht's!

Du kannst deine Periode nicht zurückhalten – sie kommt einfach raus. Du bekommst also nicht das „Ich muss mal"-Gefühl, als würdest du aufs Klo müssen. Manchmal spürst du deine Periode auch gar nicht. Du siehst dann einfach das Blut in deiner Unterhose, auf dem Klopapier oder in der Toilette. Menstruationsblut fließt oft langsam und meist in einer solch geringen Menge, dass du es gar nicht richtig mitbekommst.

Es gibt aber auch Momente, in denen du es sehr wohl bemerkst. Meist dann, wenn es ein Tag mit starker Blutung ist oder du deine Periode bekommen hast, nachdem du ins Bett gegangen bist. Wenn du morgens wach wirst und dich aufsetzt oder du von einem Stuhl aufstehst, nachdem du lange gesessen hast, fühlst du in deiner Vulva vielleicht etwas Komisches, Schweres. Ich bringe meine Freund*innen immer zum Lachen, weil ich es das „Flubbelubbel"-Gefühl nenne. Es fühlt sich wirklich so an, als würde viel glibberiges Zeug auf einmal aus deiner Vagina kommen, und auf dem Klo siehst du das Blut dann meist. Aber das tut nicht weh und ich finde es immer eher lustig.

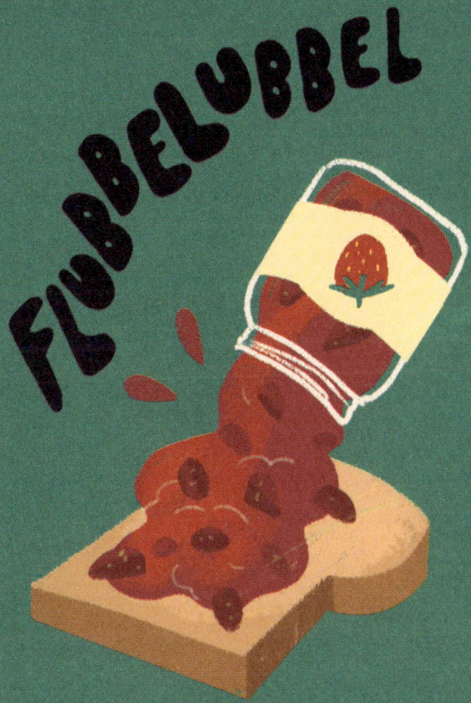

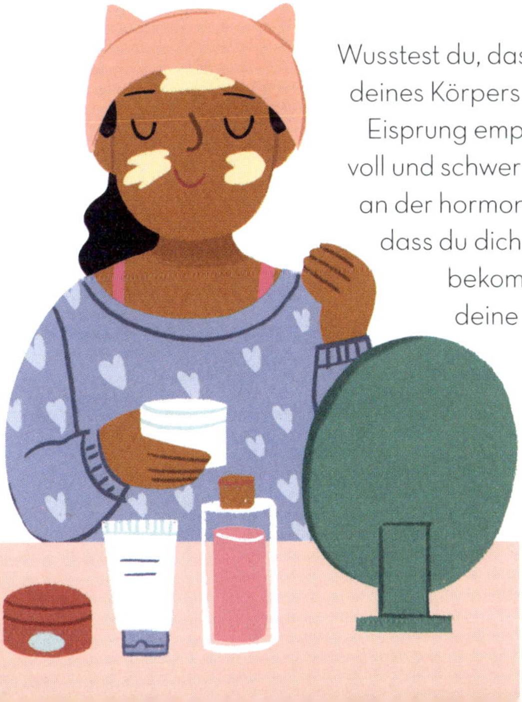

Weitere Veränderungen

Wusstest du, dass sich während deines Zyklus auch andere Teile deines Körpers verändern? Manchmal bekommst du nach dem Eisprung empfindliche Brüste. Deine Brüste können sich dann voll und schwer anfühlen und tun vielleicht etwas weh. Das liegt an der hormonellen Umstellung und weist meistens darauf hin, dass du dich in einer neuen Zyklusphase befindest. Vielleicht bekommst du auch mehr Mitesser und stellst fest, dass deine Haut ab einem bestimmten Zeitpunkt in deinem Zyklus fettiger oder trockener wird. Vermutlich passiert das immer ungefähr zur selben Zeit. Wenn du weißt, wie dein Körper sich normalerweise verhält, kannst du abschätzen, wie lange dein Zyklus noch dauert, und deine Hautpflege entsprechend anpassen.

Menstruationskrämpfe

Manchmal bekommst du während deiner Periode Krämpfe, weil sich die Muskeln deines Uterus zusammenziehen, um die Schleimhaut abzustoßen. Das äußert sich in einem ziehenden Gefühl direkt hinter deinem Bauchnabel und deiner Blase.
Weil die Muskeln und Nerven, die deinen Uterus bewegen, in der Nähe von so vielen anderen Organen sind, können auch deine Vulva, deine Oberschenkel oder dein unterer Rücken ein bisschen wehtun. Das kann auch dazu führen, dass du vielleicht Verstopfung bekommst oder ganz viel Stuhlgang hast, weil sich die Hormone, die deine Periode auslösen, auf deine Verdauung auswirken können. Sport, Tanzen oder eine Massage lindern die Krämpfe häufig. Auch Wärme kann helfen, aber pass bei der Verwendung einer Wärmflasche oder eines Wärmekissens immer gut auf, dass du dich nicht verbrennst. Orgasmen wirken auch entspannend – das ist wie eine Massage von innen!

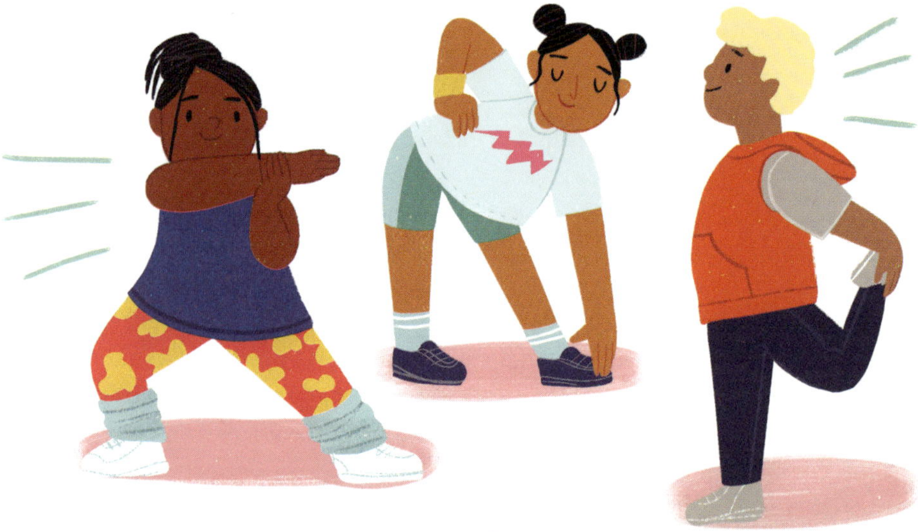

Wusstest du, dass du auch mitten in deinem Zyklus leichte Krämpfe bekommen kannst? Manche Menschen spüren um die Zeit des Eisprungs herum ein Ziehen auf einer Seite, den sogenannten Mittelschmerz.

Emotionale Veränderungen

Kurz bevor deine Periode beginnt, bist du vielleicht besonders traurig, müde, nervös oder aufgekratzt. Wenn du einfach so tust, als wäre nichts, kann es passieren, dass du schlechte Laune bekommst oder aus der Haut fährst. Das nennt sich PMS oder auch Prämenstruelles Syndrom. Damit kannst du am besten umgehen, wenn du weißt, wann deine Periode kommt, und dann etwas Zeit für dich selbst einplanst. Ruf dir ins Gedächtnis, dass du zu dieser Zeit besonders feinfühlig bist, um deine Gefühle besser einordnen zu können. Es hilft zu wissen, in welcher Zyklusphase du dich gerade befindest. So kannst du dich um deine Periode kümmern. Führe mehrere Zyklen lang ein Tagebuch, in dem du aufschreibst, wie es dir in welcher Zyklusphase geht. Schiebe es aber nicht auf deine Menstruation, wenn dich jemand wirklich nervt, sondern gehe der Sache nach und löse das Problem oder sprich mit jemandem darüber!

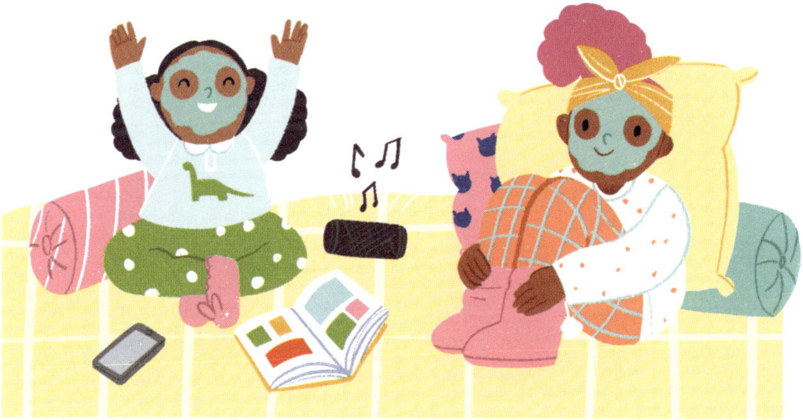

Meine Geschichte

Es ist völlig normal, wenn du vor deiner Periode oder zu Beginn Verstopfung oder viel Stuhlgang hast, aber das wusste ich zu Anfang nicht. Ich dachte, das würde nur mir so gehen! Als ich mit meinen Freund*innen darüber sprach, stellten wir fest, dass es vielen von uns so geht. Jetzt nennen wir das den „Periodenstuhl" und müssen immer darüber lachen.

Den Zyklus aufzeichnen

Nun, da wir über die verschiedenen Zyklusphasen gesprochen haben, kannst du vielleicht schon erkennen, in welcher Phase du dich gerade befindest. Wenn du dich um deine Periode kümmerst (und Verantwortung dafür übernimmst), solltest du deinen Zyklus aufzeichnen. Das bedeutet, dass du in einer Tabelle oder Grafik notierst, wann du deine Periode hast, und auch andere Details deines Zyklus festhältst.

Es gibt viele tolle Methoden, um deinen Zyklus aufzuzeichnen. Du kannst zum Beispiel eine Zyklustabelle von Hand entwerfen und dazu einen Stift und ein Lineal oder einen Zirkel benutzen. Oder du legst auf einem Computer eine Tabelle an. Du kannst auch Sticker auf deinen Plan kleben, eine Collage erstellen oder selbst etwas zeichnen und dabei viele verschiedenen Farben verwenden. Den Zykluskalender kannst du in dein Regal stellen, immer bei dir tragen oder als riesiges Poster an die Wand hängen!

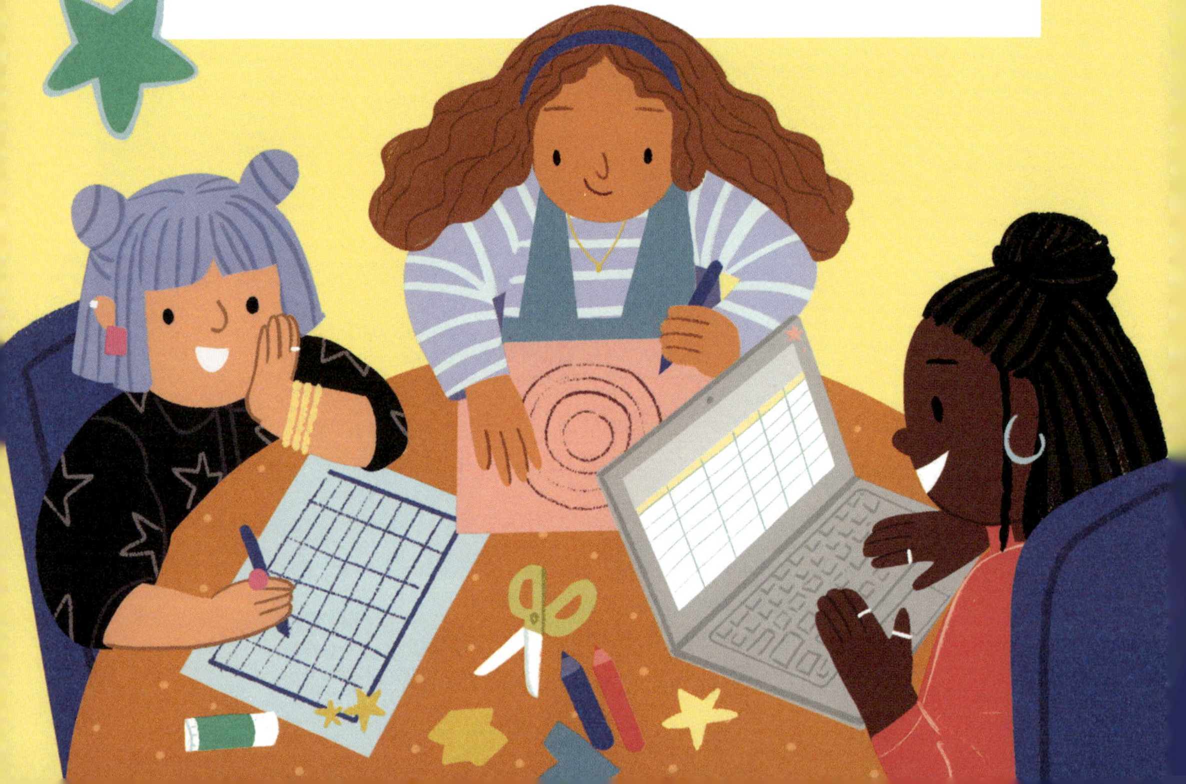

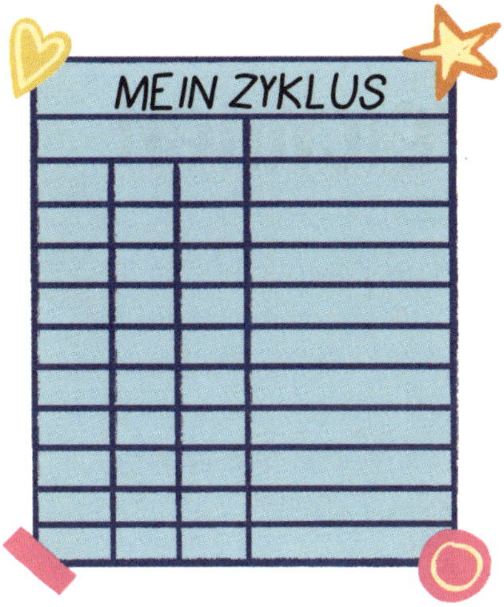

Vielleicht ist dir eine Tabelle am liebsten, in der alle Zyklen des Jahres zu sehen sind, oder du zeichnest Kreise mit Einkerbungen, damit du für jeden Zyklus einen neuen Kalender hast. Dies sind die wichtigsten Informationen, die du festhalten solltest:

- **das Anfangsdatum**
  (wann du deine Periode bekommst)
- **die Dauer**
  (wie lange deine Periode dauert)
- **die Zykluslänge in Tagen**
  (wie lange es vom Beginn einer Periode bis zum Beginn der nächsten dauert)

Ein Feld oder ein abgetrennter Bereich unter deinem Zykluskalender, wo du jeden Monat aufschreibst, welche Veränderungen du an deinem Körper bemerkt hast, ist ebenfalls eine gute Idee. Hier kannst du festhalten, ob es stressige Situationen gab, was dich besonders glücklich gemacht hat, ob du verreist bist, krank warst oder dich verletzt hast. All diese Dinge können die Länge deines Zyklus beeinflussen oder ein Zeichen für einen Hormonumschwung sein. Du kannst auch einen Bereich oder eine ganze Seite für das Jahresende hinzufügen, wo ein Rückblick und Durchschnittsdaten zu deiner Menstruation Platz finden und du eintragen kannst, wie du dich dieses Jahr mit deiner Periode gefühlt hast.

Meine Geschichte

Ich habe früher immer einen kleinen Punkt in mein Hausaufgabenheft gemalt, wenn ich meine Periode bekam, konnte die Daten dann aber nur schwer wiederfinden. Also entwarf ich mein eigenes Zykluskalender-Heft, das ich so gestaltete, dass ich es zehn Jahre lang benutzen konnte. Auf diese Weise kann ich rückblickend sehen, wie meine Periode sich im Laufe der Jahre verändert hat und ob ein bestimmtes Lebensereignis Einfluss auf meinen Zyklus hatte. Als ich anfing, die Details zu dokumentieren, fühlte ich mich mit meiner Periode deutlich besser.

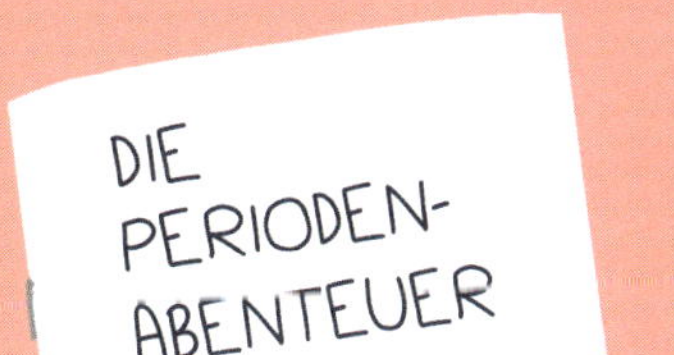

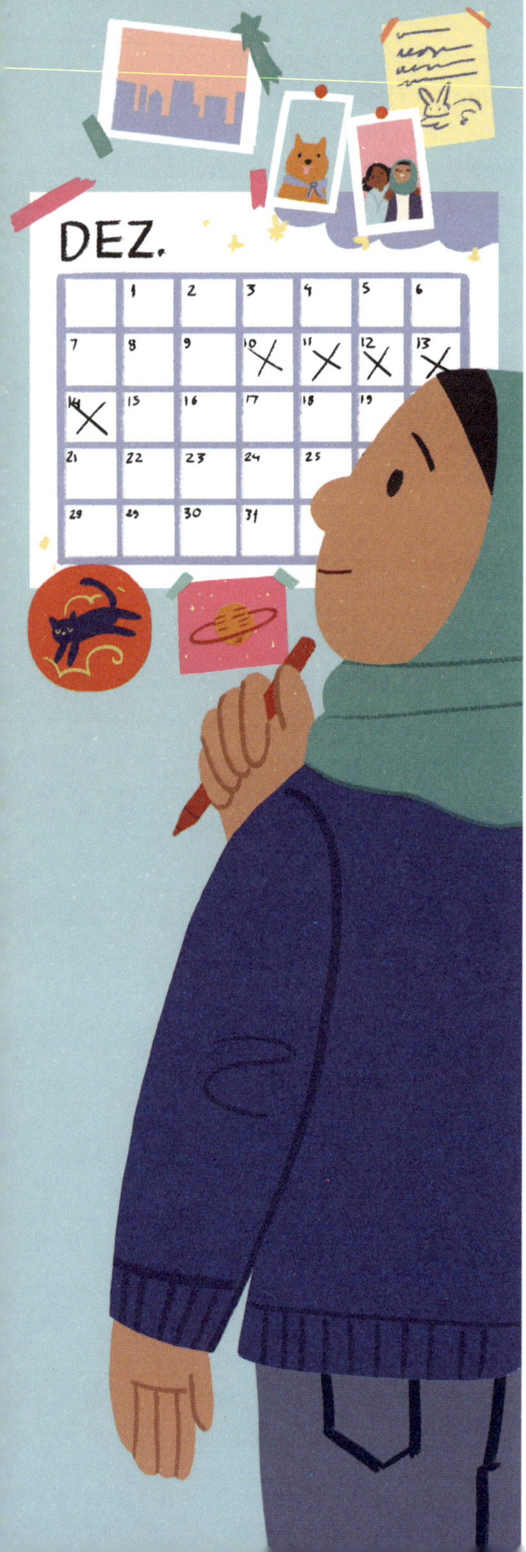

Mach es dir einfach!

Wenn du keine Tabelle erstellen willst, kannst du auch einen ganz normalen Taschen- oder Wandkalender verwenden. Ein Kalender hilft dir, deinen ganzen Zyklus aufzuzeichnen und Anzeichen für den Eisprung und PMS festzuhalten. Denke daran, ihn nicht wegzuwerfen, wenn das Jahr vorbei ist. Oder du überträgst die Daten in einen neuen Kalender und bewahrst ihn an einem sicheren Ort auf.

Vielleicht klingt das für dich nach einem ziemlichen Aufwand – oder du hast Sorge, du könntest vergessen, alles einzutragen. Doch es macht wirklich Spaß und ist ein gesundes Ritual! Es hilft dir außerdem, wenn deine Ärzt*innen dich fragen, ob deine Periode regelmäßig ist. Einige Erwachsene nutzen solch eine Tabelle, wenn sie ein Kind bekommen wollen.

Da das Jahr aus zwölf Monaten besteht, erwartest du vielleicht auch zwölf Zyklen in einem Jahr. In Wahrheit kannst du je nach Zykluslänge zwischen elf und 16 volle Zyklen pro Jahr haben. Du bekommst deine Periode also nicht unbedingt einmal im Monat.

Zyklus-Apps

Es gibt verschiedene Apps, mit denen du deinen Zyklus aufzeichnen kannst. Dort kannst du die nötigen Informationen ganz einfach eingeben und so interessante Fakten über deinen Zyklus erfahren. Mittlerweile sind einige Apps speziell auf junge Menschen ausgerichtet. Sprich bitte dennoch immer mit einem Erwachsenen ab, ob du eine App herunterladen darfst.

Apps können durchaus nützlich sein, haben aber auch einige Nachteile. Viele werden von Firmen veröffentlicht, die Menstruationsprodukte verkaufen und diese über die Apps bewerben. Andere verkaufen deine Daten an Firmen weiter, die erfahren wollen, welche Werbung sie dir am besten zeigen können. Aber deine Periode gehört dir!

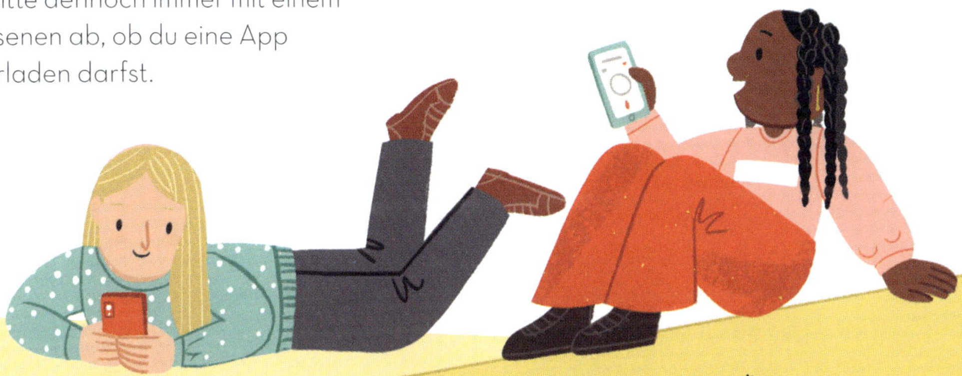

Wenn du jetzt oder in Zukunft eine App verwenden willst, entscheide dich für eine, die ...

- ✓ ... offen mit der Verwendung deiner Daten umgeht.
- ✓ ... von Menstruationsexpert*innen empfohlen wird.
- ✓ ... extra für junge Menschen entwickelt wurde und Privatsphäre und Sicherheit großschreibt.
- ✓ ... inklusiv ist, sich leicht bedienen lässt und in der viele Farben und Optionen angeboten werden.

Verwende keine App, die ...

- ✗ ... von einer Firma entwickelt wurde, die Menstruationsprodukte herstellt.
- ✗ ... nicht offenlegt, was sie mit deinen persönlichen Daten macht.
- ✗ ... nur für Erwachsene entwickelt wurde.
- ✗ ... dich ständig dazu auffordert, Bilder zu posten oder über soziale Medien mit anderen Mitgliedern zu kommunizieren.
- ✗ ... voller Klischees ist, dir ein bestimmtes Geschlecht zuschreibt oder meint, deine Lieblingsfarbe zu kennen.

Alles über Ausfluss

Du hast nun schon einiges über das Menstruationsblut gelesen, das während deiner Periode aus deiner Vagina fließt, doch in deinem Zyklus spielen auch noch andere Flüssigkeiten eine Rolle. Vielleicht hast du sie schon einmal in deiner Unterwäsche, an deinen Fingern oder auf dem Klopapier gesehen und dich gefragt, was das ist. Diese verschiedenen Flüssigkeiten deiner Vagina und Vulva heißen Ausfluss.

Gesunder Ausfluss

Ausfluss kann ganz unterschiedlich aussehen und tritt regelmäßig auf. Alle Arten von Ausfluss sehen sich ähnlich, werden aber an verschiedenen Stellen und zu verschiedenen Zwecken produziert. Die Drüsen am Eingang der Vagina und Harnröhre sorgen beispielsweise für Feuchtigkeit und halten diesen Bereich sauber und geschmeidig.

Manchmal bilden die Drüsen auch ein anderes Sekret, damit die Wände deiner Vagina glatt und rutschig werden. Das passiert, wenn du dich besonders attraktiv fühlst, aufgeregt oder sexuell erregt bist.

Auch deine Zervix produziert Schleim, der sich im Laufe des Zyklus verändert. Unmittelbar vor dem Eisprung sieht er aus wie rohes Eiweiß, ist klar und dehnbar, sodass du ihn zwischen Daumen und Zeigefinger auseinanderziehen kannst. In diesem Zustand hilft er den Spermien, die Eizelle zu erreichen, die sie befruchten wollen.

Weil dein Körper während der Pubertät viele Hormone produziert, kann es sein, dass du mehr schwitzt als zuvor. Auch die Schweißdrüsen an deiner Vulva und im Bereich des Anus arbeiten vermehrt, sodass sich deine Unterwäsche feucht anfühlen kann, wenn du viel Sport treibst oder lange an einer warmen Stelle sitzt.

Vielleicht fällt dir auch auf, dass der mittlere Teil deiner Unterhose mit der Zeit heller wird. Das ist völlig normal. Vaginalsekret ist von Natur aus säurehaltig, sodass gesunder Ausfluss den Stoff etwas ausbleichen kann. Mit dir ist alles in Ordnung ... und mit deiner Unterwäsche auch!

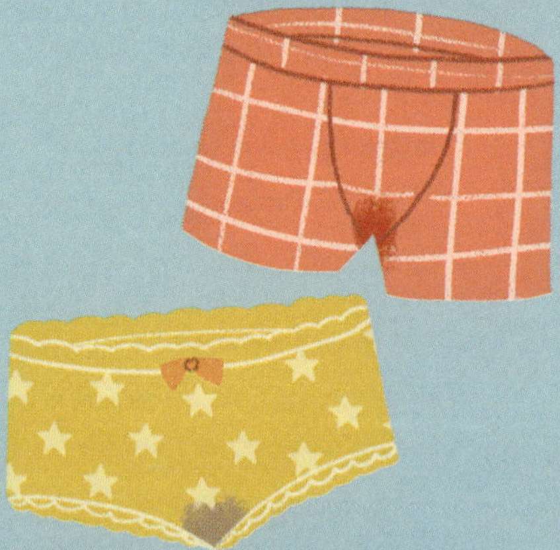

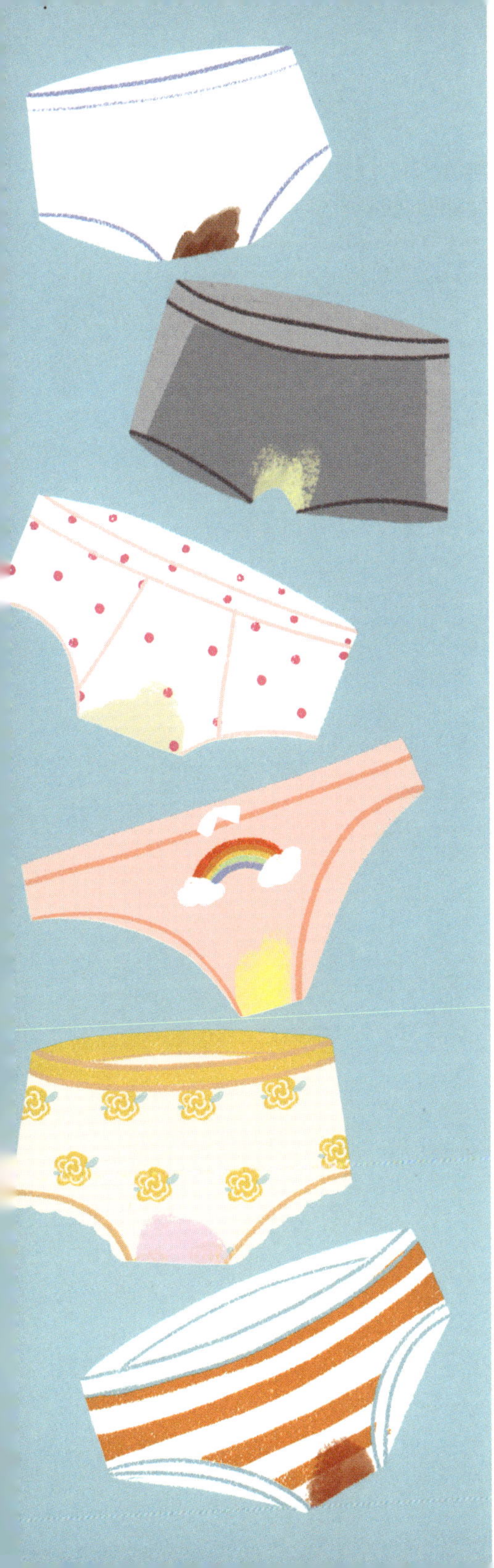

Ungesunder Ausfluss

Dein Körper versucht immer, ein gesundes Gleichgewicht zwischen den verschiedenen Bakterienarten herzustellen, die in dir leben. Ungesunder Ausfluss kann auf eine Infektion hindeuten, die durch einen Überschuss bestimmter Bakterien verursacht wird.

Pilzinfektionen (auch Vaginalpilz genannt) kommen häufig vor. Sie entstehen, wenn das Gleichgewicht der Bakterien in deiner Vagina gestört wird. Das passiert zum Beispiel, wenn Seife in deine Vagina gelangt oder du zu enge Unterhosen trägst. Pilzinfektionen jucken, können Rötungen verursachen und deinen Ausfluss dickflüssiger werden und ihn ein bisschen wie Hüttenkäse aussehen lassen. Bakterielle Vaginose entsteht, wenn eine andere Bakterienart die Überhand gewinnt. Sie kann deinen Ausfluss grau und wässrig werden lassen. Manchmal riecht er auch streng.

Sexuell übertragbare Infektionen

Sie werden oft mit „STI" abgekürzt. Darunter fallen Infektionen, die beim Sex übertragen werden. Sie können Geruch, Farbe oder Textur deines Ausflusses verändern und manchmal Schmerzen, Blutungen oder Juckreiz hervorrufen. Wenn du sexuell aktiv werden willst, kannst du Ärzt*innen um Rat fragen. Die meisten STI lassen sich gut behandeln und können durch geschützten Sex ganz verhindert werden.

Wenn die Periode Ärger macht

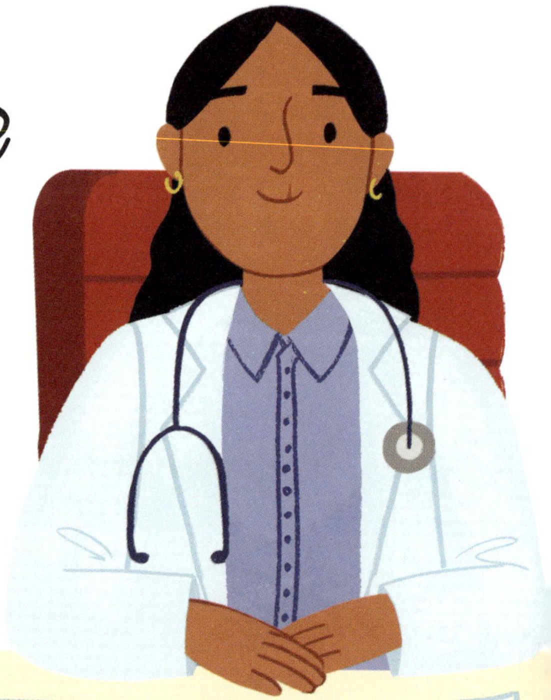

Menstruation hat wie dein Blutdruck oder Puls etwas mit deiner Gesundheit zu tun. Wenn dir an deiner Periode etwas Ungewöhnliches auffällt, kann das auf ein medizinisches Problem hindeuten. Einige Symptome treten sehr häufig auf, andere dagegen nur selten. Wenn du den Eindruck hast, dass etwas nicht stimmt, oder du Schmerzen hast, bitte Ärzt*innen um Hilfe.

Wo bleibt meine Periode?

Einige Menschen stellen schon mit neun Jahren fest, dass sie in die Pubertät kommen. Manche kommen bereits in die Menopause, während andere noch fruchtbar sind. Es gibt eine Menge Gründe, warum sich die Zykluslänge verändern kann oder deine Periode einige Monate lang aussetzt. Dazu zählen Stress, Krankheiten, traumatische Erlebnisse, hormonelle Veränderungen, große Ernährungsumstellungen und – wenn du Sex hast – eine Schwangerschaft.

Äußerliche Schmerzen

Deine Vagina und deine Vulva können schmerzen. Das kann ein ziehendes Gefühl sein, du kannst unter Juckreiz leiden, Schwellungen bemerken oder beim Pinkeln ein brennendes Gefühl verspüren. Diese Symptome können auf eine Infektion oder Verletzung hindeuten. Ärzt*innen können die Ursache dafür herausfinden.

Innere Schmerzen

Wenn du unter starken Menstruationskrämpfen leidest, durch die dir schlecht oder schwindlig wird, solltest du Ärzt*innen um Rat fragen. Das gilt auch, wenn du einen stechenden Schmerz verspürst oder zwischen deinen Tagen einen stumpfen Schmerz im Becken oder unteren Rücken hast.

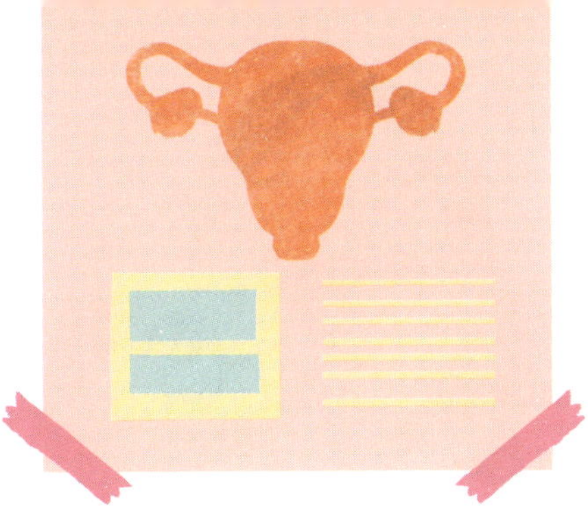

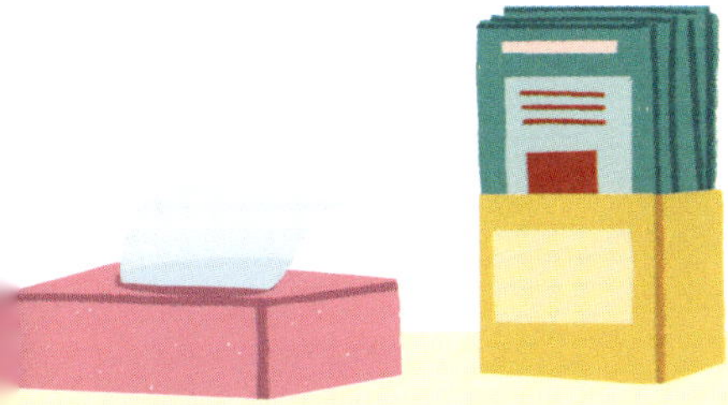

Wissenswertes über ...

„Weibliche Genitalbeschneidung" (auf Englisch Female Genital Cutting, kurz FGC) bezeichnet verschiedene operative Eingriffe, die das Aussehen und die Empfindlichkeit der Vulva beeinflussen. Sie galt und gilt in einigen Kulturen als Tradition, ist heutzutage aber in vielen Ländern verboten. Die Narben können Schmerzen oder Taubheitsgefühle verursachen und den Menstruationsfluss verändern. Wenn es dich oder eine Person, die du kennst, betrifft, können dich deine Ärzt*innen an Spezialist*innen überweisen, die dir helfen.

Was ist das Problem?

Andere Krankheiten, die schmerzhafte Symptome verursachen, sind mitunter schwieriger zu erkennen. Dazu zählen Endometriose oder das Polyzystische Ovarialsyndrom (PCOS). Außerdem kann Prämenstruelle Dysphorie (PMD) dafür sorgen, dass du zu einem bestimmten Zeitpunkt deines Zyklus niedergeschlagen bist. Diese Krankheiten kommen selten vor. Solltest du dir dennoch Sorgen machen, sprich diese Begriffe ruhig bei deinen Ärzt*innen an.

Behalte es im Hinterkopf

Es ist sehr selten, dass junge Menschen Krebs bekommen, der die Genitalien betrifft, aber du solltest trotzdem wissen, wie du dich in Zukunft darüber informieren kannst. Für einige Personen ist es schwierig, im Zusammenhang mit der Periode über Krebs zu sprechen. Suche dir trotzdem Hilfe, wenn du sie brauchst. Wenn du zwischen deinen Zyklen Blutungen hast oder eines der anderen genannten Symptome beobachtest, solltest du *immer* Ärzt*innen aufsuchen.

Um Hilfe bitten

Die Menstruation ist etwas ganz Normales. Sie kann leichte Stimmungsschwankungen verursachen. Auch deutlich spürbare Krämpfe, die einen oder zwei Tage andauern und für einen stärkeren Blutfluss sorgen, der dann nachlässt, sind nichts Ungewöhnliches. Andere, unangenehmere Symptome treten weniger häufig auf und sollten nicht einfach hingenommen werden. Sie können ein Hinweis darauf sein, dass etwas nicht stimmt. Wende dich also immer an deine Vertrauensperson oder Ärzt*innen, wenn dir etwas auffällt. Der Gedanke, krank zu sein, kann beunruhigend sein. Besonders, wenn du nicht genau weißt, was nicht stimmt, sondern einfach nur ein ungutes Gefühl hast. Manche Krankheiten und Probleme, die mit der Menstruation zusammenhängen, sind zwar einfach zu behandeln, aber schwer zu erkennen. Außerdem ist es manchen Menschen – sogar Eltern und Ärzt*innen – unangenehm, über die Periode zu sprechen. Zudem ist über einige Probleme noch wenig bekannt, weil sie noch nicht ausreichend erforscht wurden. All das ist jedoch kein Grund, nicht um Hilfe zu bitten! Du hast ein Recht darauf, dass es dir gut geht.

Bei manchen Menschen kann die Periode Geschlechtsdysphorie auslösen, weil ihr wahres Geschlecht dem bei Geburt zugeschriebenen Geschlecht nicht entspricht. Mehr dazu findest im Glossar auf Seite 96.

Wie du Probleme ansprichst

Vielleicht bist du nervös, wenn du daran denkst, deine Periodensorgen mit einer Vertrauensperson oder mit Freund*innen zu teilen. Hier findest du einige Sätze zum Üben, mit denen du die Unterhaltung beginnen kannst.

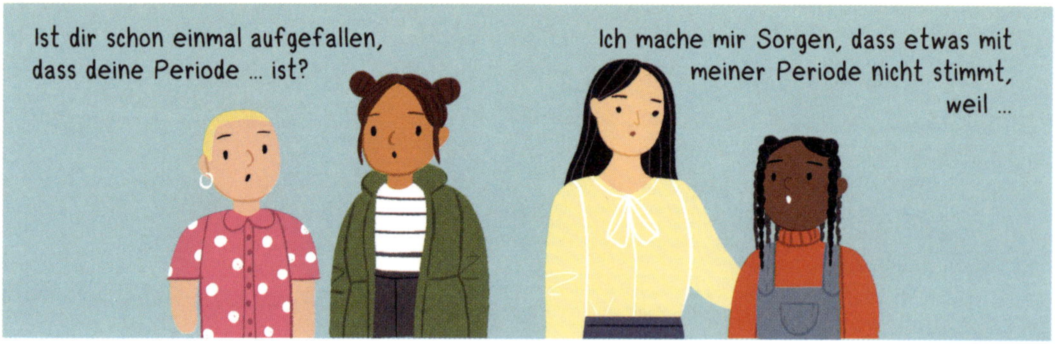
Ist dir schon einmal aufgefallen, dass deine Periode ... ist?
Ich mache mir Sorgen, dass etwas mit meiner Periode nicht stimmt, weil ...

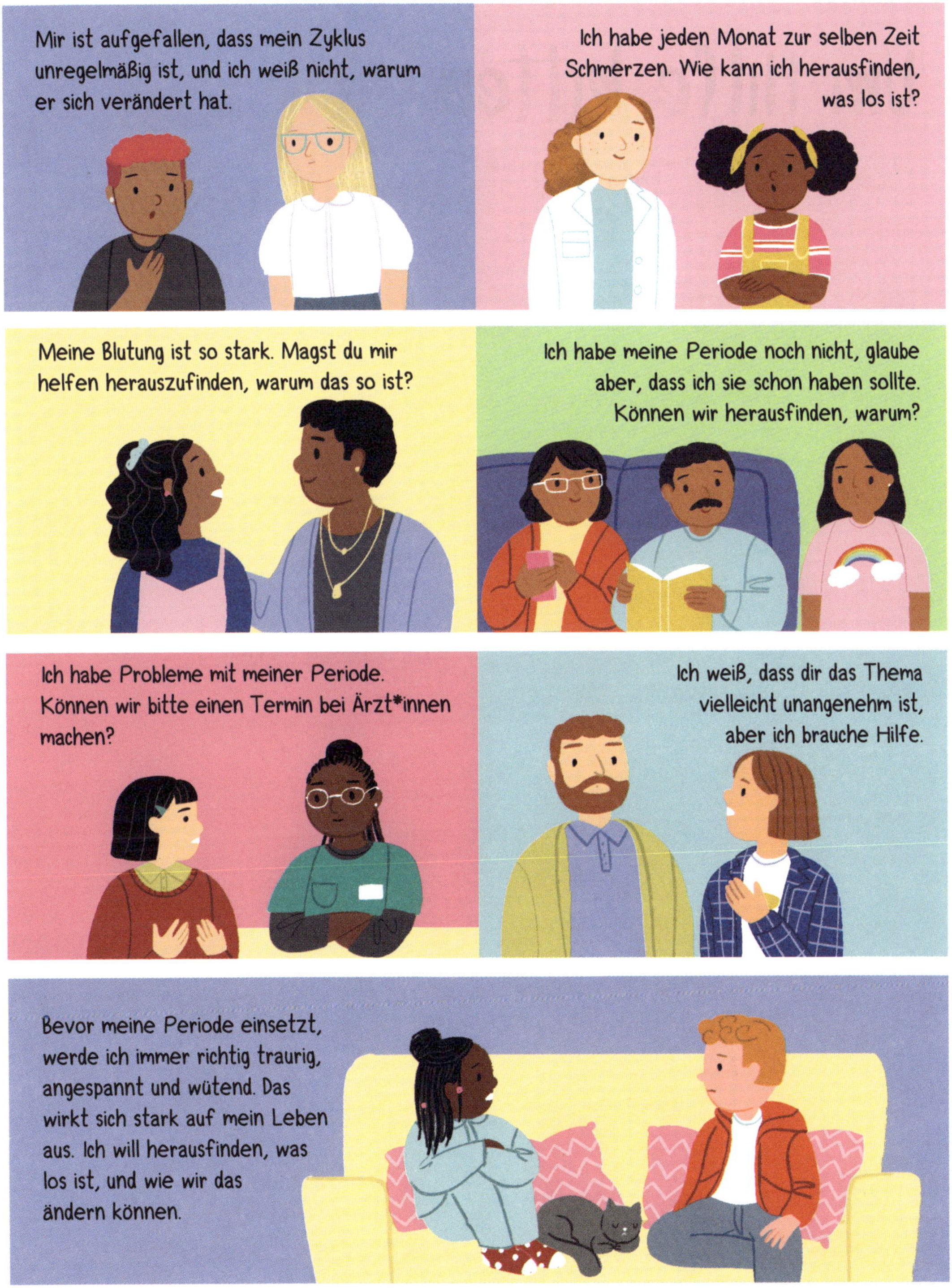
Mir ist aufgefallen, dass mein Zyklus unregelmäßig ist, und ich weiß nicht, warum er sich verändert hat.
Ich habe jeden Monat zur selben Zeit Schmerzen. Wie kann ich herausfinden, was los ist?
Meine Blutung ist so stark. Magst du mir helfen herauszufinden, warum das so ist?
Ich habe meine Periode noch nicht, glaube aber, dass ich sie schon haben sollte. Können wir herausfinden, warum?
Ich habe Probleme mit meiner Periode. Können wir bitte einen Termin bei Ärzt*innen machen?
Ich weiß, dass dir das Thema vielleicht unangenehm ist, aber ich brauche Hilfe.
Bevor meine Periode einsetzt, werde ich immer richtig traurig, angespannt und wütend. Das wirkt sich stark auf mein Leben aus. Ich will herausfinden, was los ist, und wie wir das ändern können.

Wie du dich um dich kümmerst

Deine Periode kann sich auf deinen Appetit, deine Energie und deine Haut auswirken. Du solltest wissen, was du tun kannst, wenn etwas schiefläuft – aber genauso hilfreich ist es, wenn du weißt, welche Gewohnheiten für eine gesunde und meist angenehmere Periode sorgen.

Sport

Regelmäßiges Dehnen oder Übungen, die deine Bauchmuskulatur kräftigen, sind nie verkehrt. Während deiner Periode kannst du so die Krämpfe lindern. Wenn du regelmäßig Sport treibst, hast du während deines Zyklus auch mehr Energie, bist besser gelaunt, schläfst besser und bist allgemein fitter. Wenn du plötzlich viel mehr oder viel weniger Sport treibst, kann das zur Folge haben, dass deine Periode für einige Monate ausbleibt.

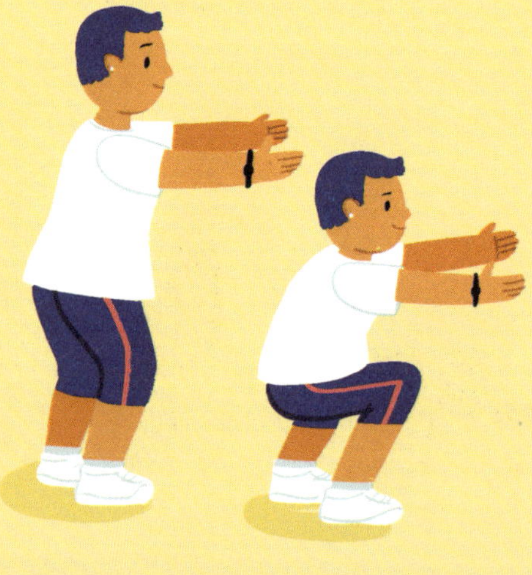

Gesunde Ernährung

Kurz bevor deine Periode einsetzt, kann es sein, dass du Appetit auf zucker- oder salzhaltige Lebensmittel, komplexe Kohlenhydrate (wie Nudeln oder Bohnen) und Fette verspürst. Wenn du große Mengen dieser Lebensmittel isst, fühlst du dich vielleicht träge und aufgebläht, also solltest du viel Gemüse und Obst essen und ausreichend Wasser trinken. Gesunde Ernährung hilft dabei, einen regelmäßigen Zyklus aufrechtzuerhalten. Deine Periode kann sich verändern oder eine Weile ausbleiben, wenn du in kurzer Zeit viel zu- oder abnimmst.

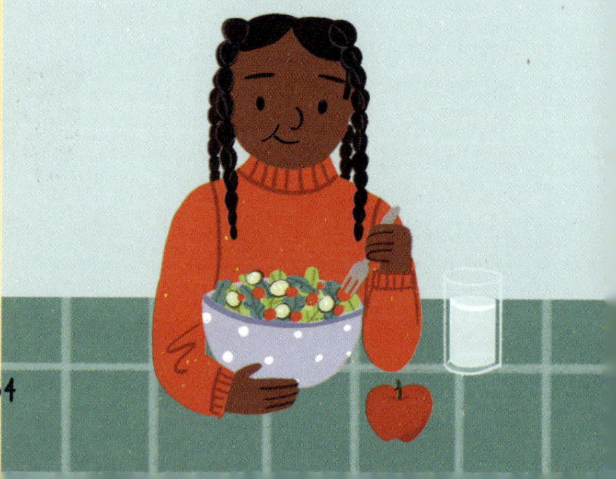

Haut und Haare

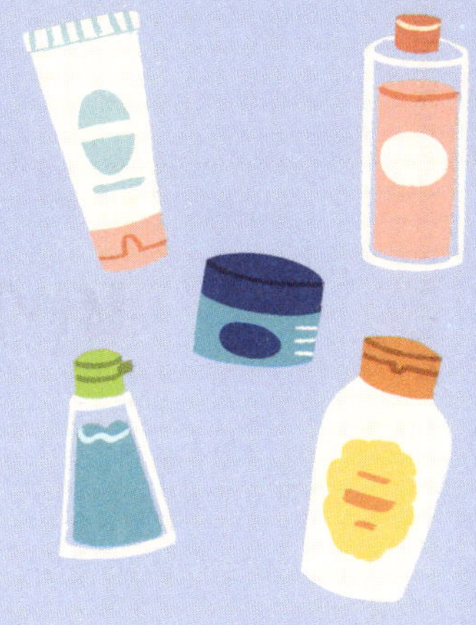

Vielleicht fällt dir auf, dass deine Haut sich in verschiedenen Zyklusphasen unterschiedlich verhält. Du bekommst möglicherweise Pickel oder stellst fest, dass deine Haut fettiger oder trockener ist als sonst. Du kannst deine Hautpflege an diese Veränderungen anpassen. Verwende jedoch keine Seifen, Feuchttücher oder andere Reinigungsprodukte für deine Vulva oder Vagina – das kann zu Infektionen führen. Du kannst die äußeren Vulvalippen mit Seife oder Duschgel waschen, alles andere in deinem Genitalbereich reinigt sich mit lauwarmem Wasser von selbst!

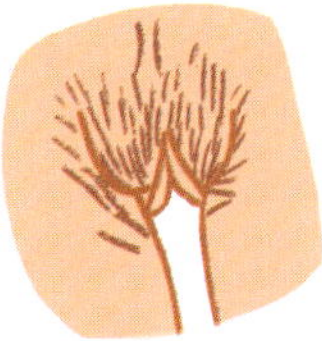

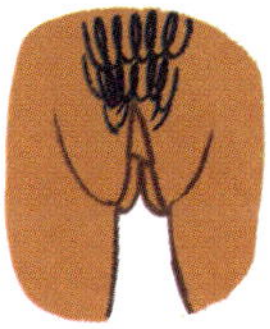

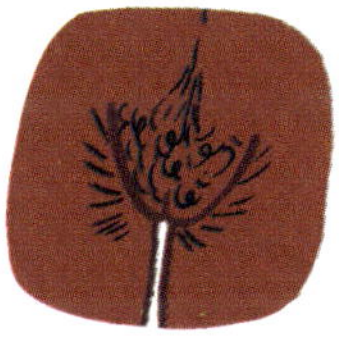

Wo wir gerade bei der Haut sind: Deine Vulva kann einen anderen Hautton haben als deine Beine, dein Gesicht oder andere Körperteile. Das ist normal und gesund, und es tut deinem Körper nicht gut, zu versuchen, den Hautton zu ändern. Pass auf, wenn du in den Medien etwas anderes hörst!

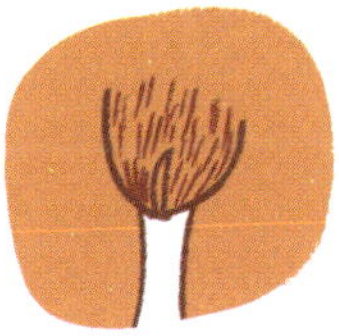

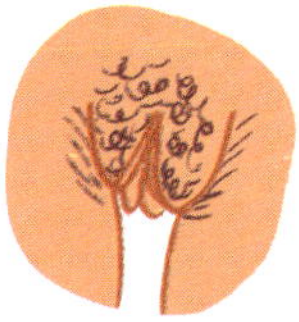

Wir alle haben verschieden viele Haare, die auch unterschiedlich aussehen. Manche Erwachsene entscheiden sich dazu, die Haare in ihrem Genitalbereich wachsen zu lassen, andere kürzen sie und wieder andere entfernen sie ganz. Trends ändern sich mit der Zeit und sind überall auf der Welt unterschiedlich. Manche Leute folgen diesen Trends, andere nicht. Fühle dich nicht unter Druck gesetzt und tue nichts, was du nicht tun willst. Denke daran, dass deine Genitalbehaarung einen Zweck erfüllt. Sie schützt diese empfindliche Körperstelle und verhindert, dass etwas ungewollt in die Vagina gelangt.

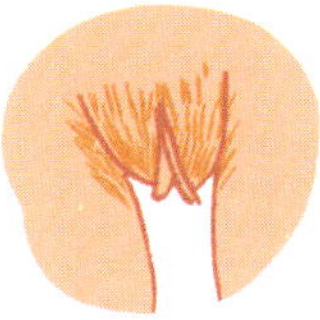

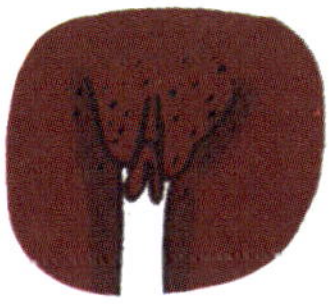

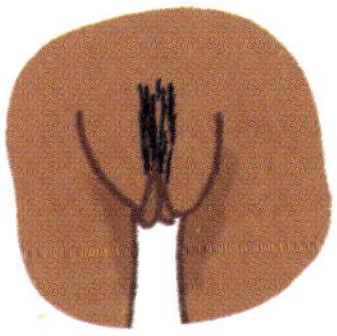

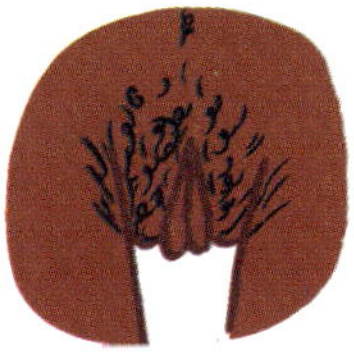

Dein Beckenboden

Ein starker Beckenboden ist wichtig, damit du kontrollieren kannst, wann du aufs Klo gehst. Wenn du älter wirst, können diese Muskeln schwächer werden. In bestimmten Situationen ist der Beckenboden auch besonderer Anstrengung ausgesetzt. Das gilt zum Beispiel für Trampolinspringen, Mehrgewicht, eine weit fortgeschrittene Schwangerschaft und eine Geburt. Am besten kümmerst du dich um deine Beckenbodenmuskulatur, indem du sie trainierst. Bei den meisten Übungen spannst du diese Muskeln an. Hast du schon einmal versucht, Urin einzuhalten? So fühlt es sich an, wenn die Beckenbodenmuskulatur angespannt wird. Übe das aber lieber nicht, wenn du wirklich gerade pinkeln musst.

Du kannst versuchen, die Muskeln anzuspannen, um deine Vagina und deinen Damm (den Bereich zwischen deiner Vagina und deinem Anus) „anzuheben". Halte diese Position zehn Sekunden lang und entspanne die Muskeln dann langsam wieder. Das passiert alles im Inneren deines Körpers, von außen kannst du nichts sehen. Eine weitere Möglichkeit ist, die Muskeln zehnmal schnell hintereinander anzuspannen. Beginne im Liegen, mache dann die Übung im Sitzen und anschließend im Stehen. Nach einigen Monaten sollten deine Muskeln stärker werden.

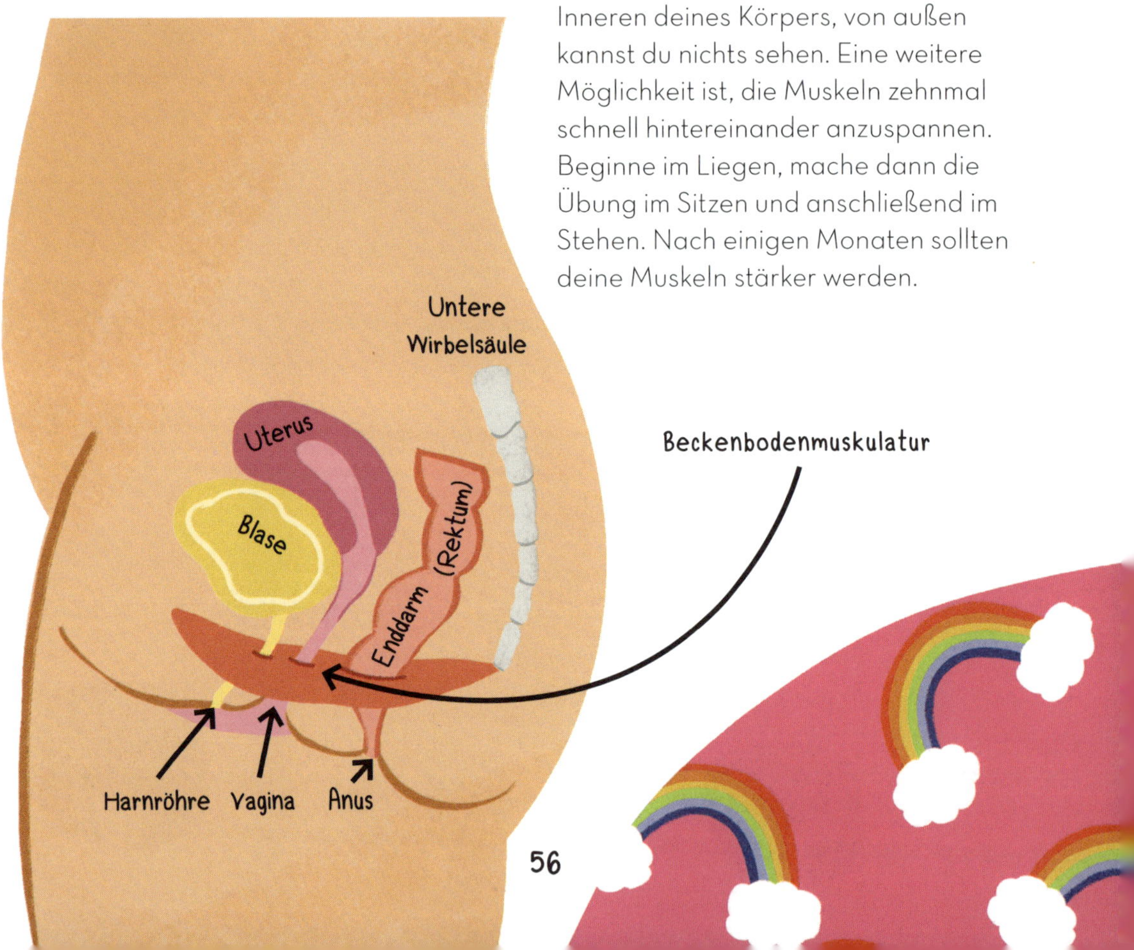

Kümmere dich um deine Zervix!

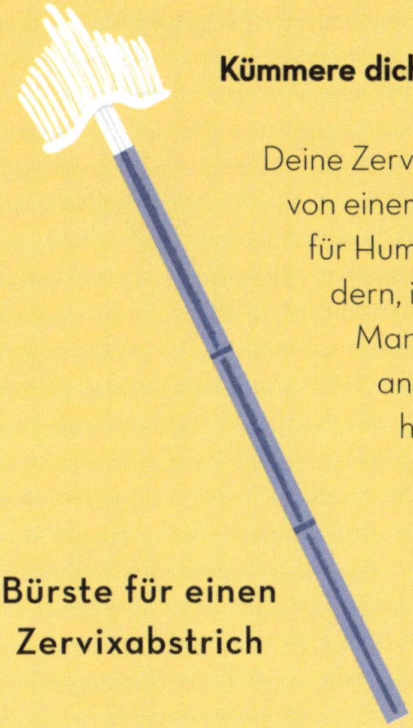

Bürste für einen Zervixabstrich

Deine Zervix kann an einem besonderen Krebs erkranken, der von einem HP-Virus (HPV) ausgelöst wird (das ist die Abkürzung für Humanes Papillomvirus). Eine Infektion kannst du verhindern, indem du dich impfen lässt, bevor du sexuell aktiv wirst. Manchmal werden diese Impfungen sogar an Schulen angeboten. Ein regelmäßig durchgeführter Zervixabstrich hilft, eine Infektion frühzeitig zu erkennen. Bei einem Abstrich führen Ärzt*innen oder ein Mitglied des Pflegepersonals eine lange Bürste in deine Vagina ein, um Zellen von deiner Zervix zu entnehmen. Diese Zellen werden in einem Labor auf HPV und andere Veränderungen, die auf Krebs hindeuten könnten, untersucht.

Alles in allem ...

Niemand kennt deinen Körper besser als du. Wenn du deinen Körper gerne betrachtest und berührst und du weißt, was für dich normal ist, werden dir Veränderungen – gute und schlechte – frühzeitig auffallen. Überlege, was sich gut und richtig anfühlt und welche Routinen für dich passend sind. Und denke immer daran, dass eine gute Mütze Schlaf allen Zyklen deines Körpers hilft! Nimm dir Zeit, deine Batterien aufzuladen und deinen Schlafrhythmus in geordneten Bahnen zu halten.

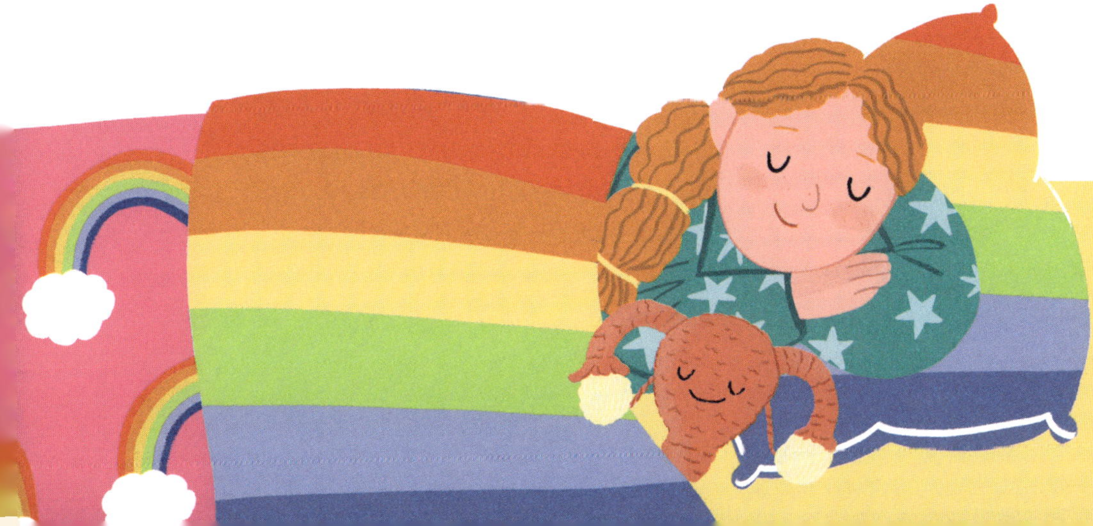

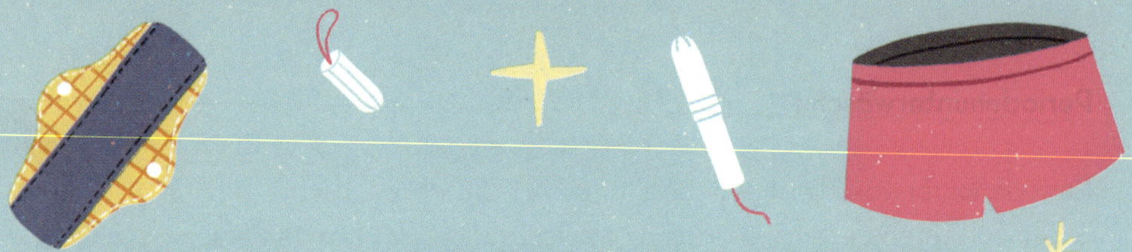

Menstruationsprodukte

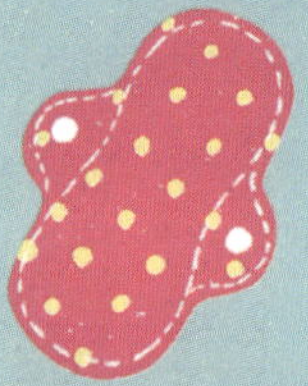

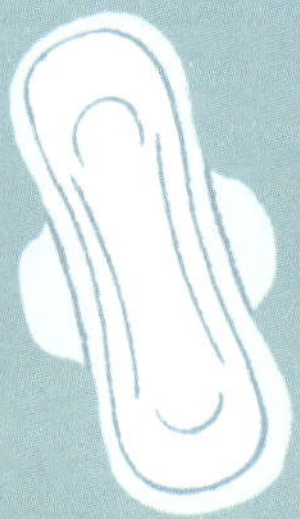

Es gibt viele verschiedene Menstruationsprodukte auf dem Markt. Manchmal bleiben junge Menschen bei dem ersten Produkt, das sie benutzen. Dabei gibt es so viele Auswahlmöglichkeiten – einige davon kannst du sogar selbst herstellen! Menstruationsprodukte können entweder innerlich (im Inneren der Vagina) oder äußerlich (außerhalb des Körpers) getragen werden. Du kannst entweder Einwegprodukte (die du einmal benutzt und dann wegwirfst) oder Mehrwegprodukte (die du wiederverwendest) verwenden.

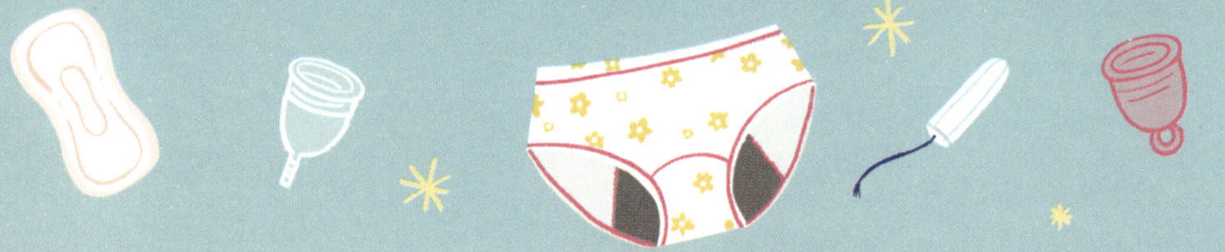

Meine Geschichte

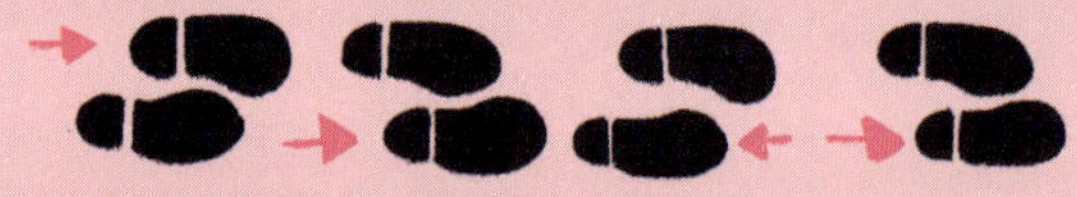

Als ich jung war, hat mir niemand von den wiederverwendbaren Produkten erzählt. Als ich endlich davon hörte und sie ausprobierte, war ich genervt, weil ich so viel verpasst hatte! Anstatt lange wütend zu bleiben, habe ich mir einen Tanz ausgedacht: den Menstruationsprodukte-Mambo. Ich wollte den Leuten zeigen, dass es mehr Produkte gibt, als ihnen vielleicht bewusst ist. Es gibt mittlerweile eine große Vielfalt an Menstruationsprodukten und so viele Verbesserungen. Das sollten wir feiern!

Periodenunterwäsche

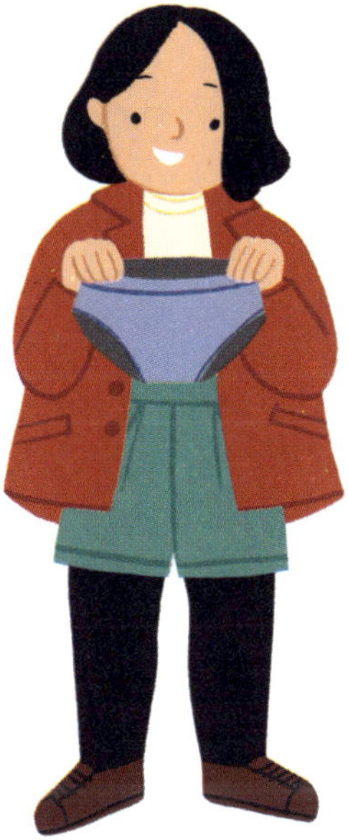

Periodenunterwäsche ist eine bestimmte Art Unterhose, die aus zusätzlichen Schichten besteht, um das Blut aufzufangen. Es ist ein äußerlich angewendetes, wiederverwendbares Produkt. Sie gleicht gewöhnlicher Unterwäsche, ist zwischen den Beinen lediglich etwas dicker. Die oberste Schicht ist durchlässig, eine saugfähige mittlere Schicht nimmt das Blut auf und eine eng gewebte dritte verhindert, dass das Blut ausläuft.

Es gibt Modelle, die bis zu acht Stunden lang getragen werden können. Diese kannst du also einen ganzen Schultag lang oder über Nacht tragen. Dünnere Unterwäsche eignet sich für leichte Tage oder in Kombination mit einem anderen Produkt. Du kannst sie online und in einigen Geschäften kaufen. Sie lässt sich meist gemeinsam mit deiner Kleidung waschen und sollte nicht im Trockner landen. Genauere Informationen zur Reinigung findest du auf dem Etikett.

Periodenunterwäsche ist bequem, modern und leicht zu verwenden. Wenn du die Unterwäsche unterwegs wechseln willst, musst du allerdings immer eine saubere Unterhose dabeihaben und die benutzte in einer auslaufsicheren Tüte verpacken. Periodenunterwäsche kostet etwas mehr als normale Unterwäsche oder Einwegprodukte. Dafür hält sie mehrere Jahre, sodass du auf lange Sicht Geld sparst. Und sie vermeidet Müll!

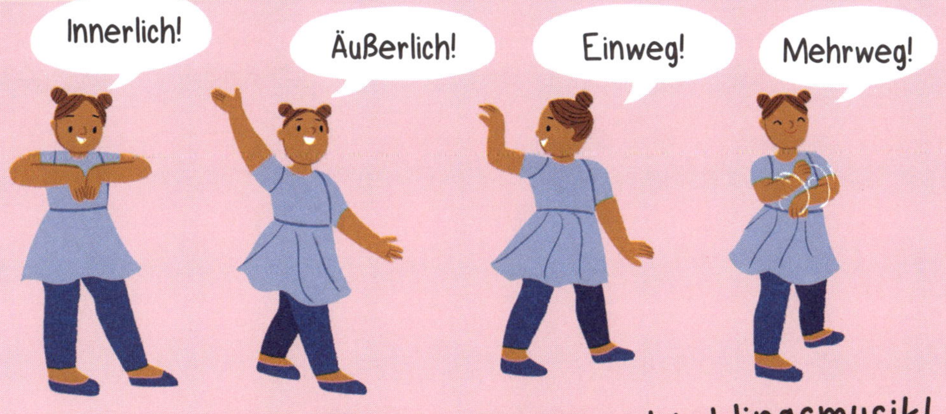

Tanze diesen Tanz zu deiner Lieblingsmusik!

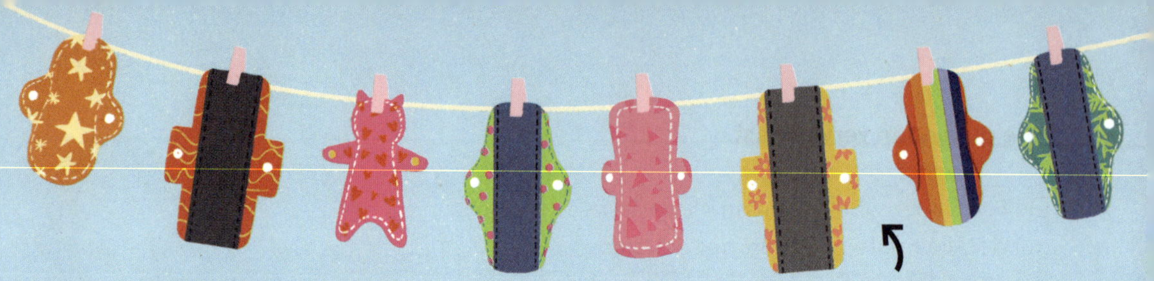

Menstruationsbinden

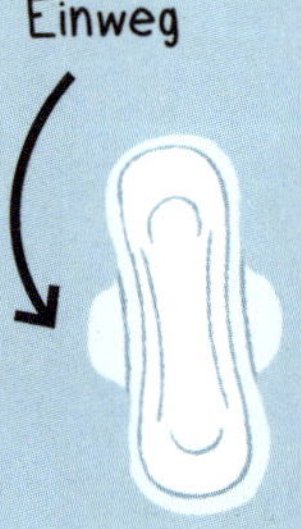

Ein weiteres äußeres Menstruationsprodukt ist die Binde. Manche Binden sind wiederverwendbar, andere nicht. Beide Varianten funktionieren gleich: Sie werden auf den Mittelteil deiner Unterhose geklebt oder geklippt und nehmen das Menstruationsblut auf.

Binden sind ähnlich aufgebaut wie die Periodenunterwäsche. Es gibt verschiedene Größen und Dicken, damit du die passende für deine Periode oder die Art deiner Lieblingsunterwäsche findest. Dünne Binden nennen sich Slipeinlagen und bedecken nur deine Vulvalippen. Dickere Binden oder solche, die du nachts trägst, sind hinten oft breiter, damit sie im Liegen mehr Blut aufnehmen können.

Zwischen den beiden Arten bestehen einige Unterschiede. Einwegbinden sind oft aus plastikhaltigem Material und somit umweltschädlich. Wiederverwendbare Binden bestehen aus Stoff. Einwegbinden sind kostengünstiger und in jedem Supermarkt und jeder Drogerie verfügbar, können aber nur einmal verwendet werden. Wiederverwendbare Binden halten mehrere Jahre, auf lange Sicht sparst du also Geld. Mithilfe von Schnittmustern, die es online zu kaufen gibt, lassen sie sich sogar selbst nähen! Binden bestehen aus verschiedenen Materialien und jeder Mensch hat andere Vorlieben. Suche dir die Binde aus, die zu dir passt.

Äußere Menstruationsprodukte und Wasser

Periodenunterwäsche und Binden werden außerhalb des Körpers angewendet und eignen sich nicht zum Schwimmen. Saugen sie sich mit Wasser voll, können sie das Blut nicht mehr aufnehmen, wenn es deinen Körper verlässt! Manchmal kann es also praktischer sein, interne Produkte zu verwenden, auch wenn du sie vielleicht nicht so gerne magst. Schwimmen kann übrigens gegen Krämpfe helfen!

Wie du Binden verwendest

Einwegbinden sind mit einem Klebestreifen auf der Rückseite versehen, der die Binde in deiner Unterhose fixiert. Viele Einwegbinden haben auch „Flügel", die verhindern, dass das Blut an den Seiten vorbeiläuft, wenn die Binde mal verrutscht. Am besten drückst du erst den Mittelteil des Klebestreifens fest, bevor du die Folie auf den Flügeln entfernst und diese um deine Unterhose legst. Manche Menschen bluten eher nach vorne, andere nach hinten. Du kannst die Binde so befestigen, dass sie genau richtig liegt.

Wiederverwendbare Binden verfügen über keinen Klebestreifen, da sie gewaschen und erneut getragen werden und ein Klebestreifen nur einmal festgeklebt werden kann. Stattdessen haben Stoffbinden Druckknöpfe oder eine kleine Schlaufe. Einige Binden können auch gefaltet werden.

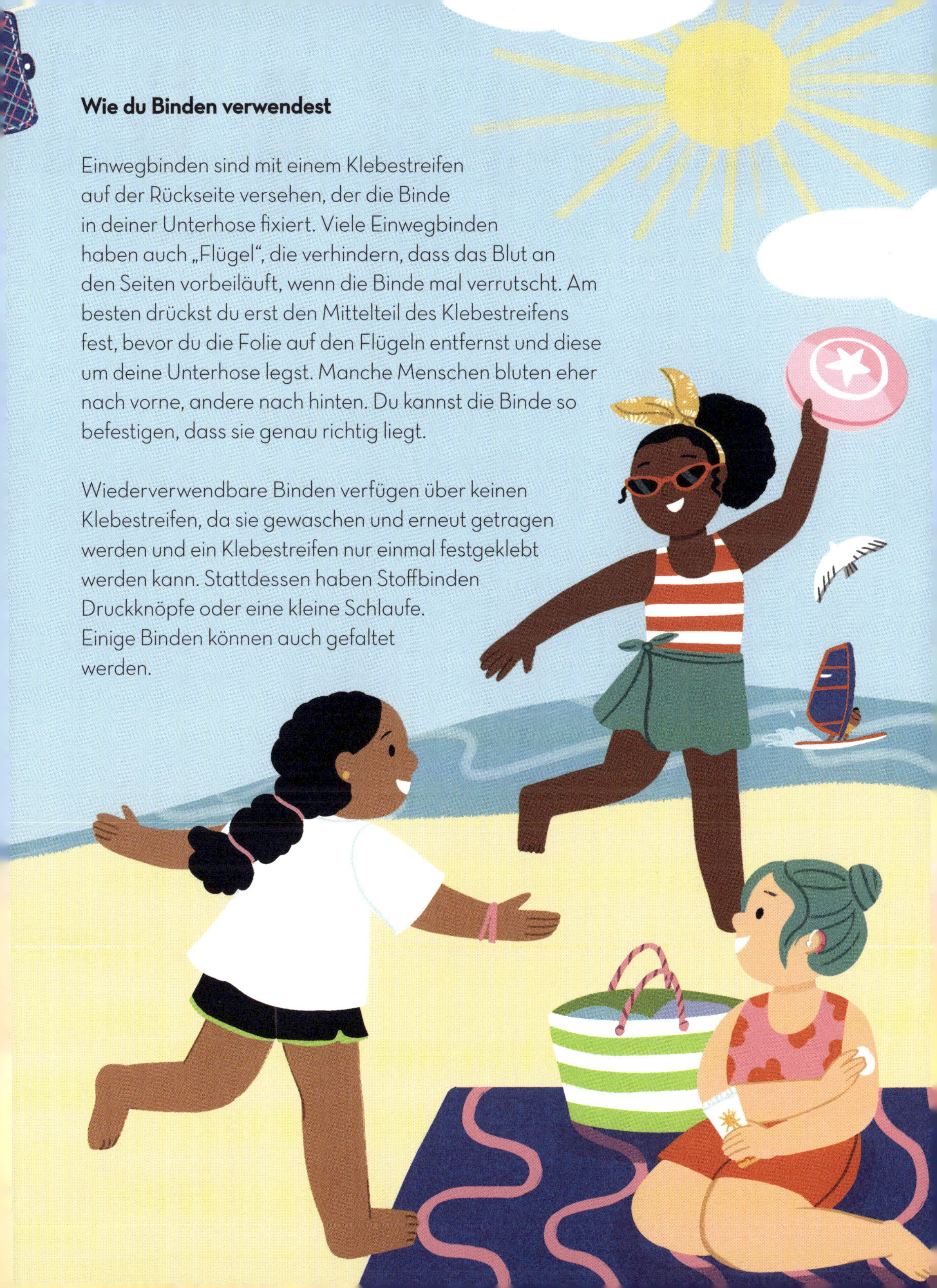

Interne Menstruationsprodukte

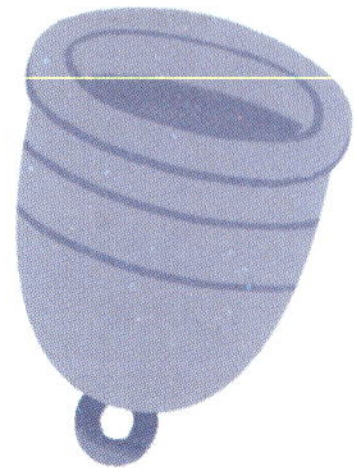

Es gibt zwei Arten interner Menstruationsprodukte: solche, die das Blut auffangen, und solche, die es aufsaugen. Interne Menstruationsprodukte eignen sich gut zum Schwimmen oder für andere Wasseraktivitäten, weil sie das Blut auffangen oder aufsaugen, bevor es deinen Körper verlässt.

Die Menstruationstasse

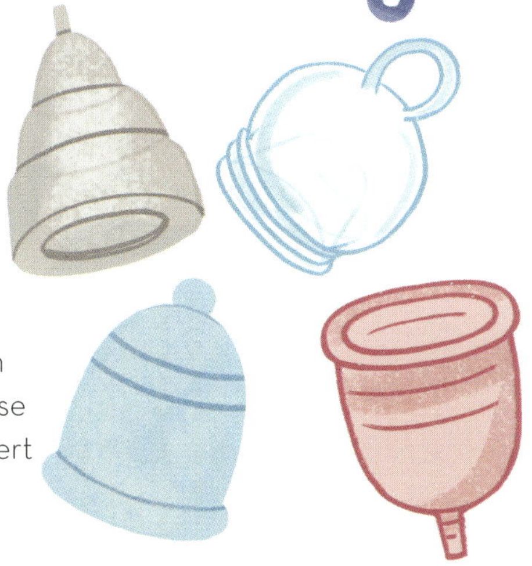

Eine Menstruationstasse ist ein wiederverwendbares Menstruationsprodukt, das Blut auffängt. Du führst die Tasse in deine Vagina ein, wo sie einen schwachen Unterdruck bildet, sodass sie nicht verrutscht. Am unteren Ende befindet sich ein kleiner Stab oder ein Ring, an dem du sie herausziehen kannst. Eine Menstruationstasse muss während deiner Periode regelmäßig ausgeleert werden. Das kann mehrmals am Tag nötig sein, an leichten Tagen kannst du die Tasse sechs bis acht Stunden in deiner Vagina belassen.

Wie du die Menstruationstasse verwendest

Wasche dir die Hände und drücke oder falte die Tasse dann leicht zusammen, sodass sie kleiner wird. Dann führst du sie in deine Vagina ein. Lasse die Tasse langsam los und bewege sie hin und her, damit sie sich öffnet. Versichere dich, dass sie bequem sitzt. Um sie herauszunehmen, hockst du dich über eine Toilette oder setzt dich darauf, hältst den Stab oder den Ring fest und drückst die Tasse ganz leicht am Rand zusammen, bis der Unterdruck verschwindet. Dann kannst du deine Beckenbodenmuskulatur entspannen und pressen (fast so, als hättest du Stuhlgang), die Menstruationstasse herausnehmen und das Blut in die Toilettenschüssel ausleeren. Spüle die Tasse aus, führe sie wieder ein und wasche dir die Hände. Das mag kompliziert klingen, doch nach einigen Versuchen wird es einfacher!

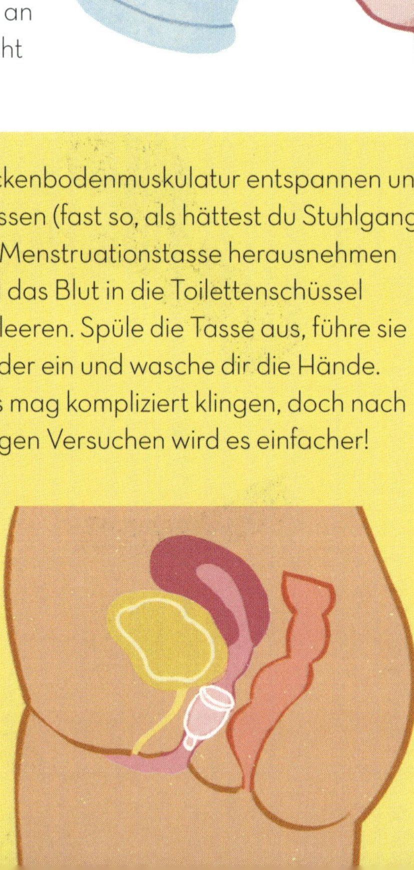

Wie du deine Menstruationstasse aussuchst und sie pflegst

Es gibt viele verschiedene Menstruationstassen, die auf jüngere oder ältere Menschen mit unterschiedlich starker Beckenbodenmuskulatur ausgerichtet sind. Es kann sein, dass du mehr als eine Tasse ausprobieren musst, um die zu finden, die gut zu dir passt. Achte immer darauf, dass die Tasse aus medizinischem Silikon besteht. Das senkt das Infektionsrisiko.

Wenn eine Tasse bunt gefärbt ist, solltest du darauf achten, dass die verwendeten Farben nicht gesundheitsschädlich sind. Vielleicht ist nicht immer ein Waschbecken in der Nähe, um die Tasse auszuspülen, wenn du sie geleert hast, aber du solltest sie zumindest jeden Abend vor dem Schlafengehen säubern. Jeweils am Ende deiner Periode solltest du die Tasse in einem Topf mit kochendem Wasser sterilisieren. Spüle sie gut ab, lasse sie an der Luft trocknen und verstaue sie in einer luftdurchlässigen Schachtel. Beachte auch die Anwendungsanleitung deiner Menstruationstasse.

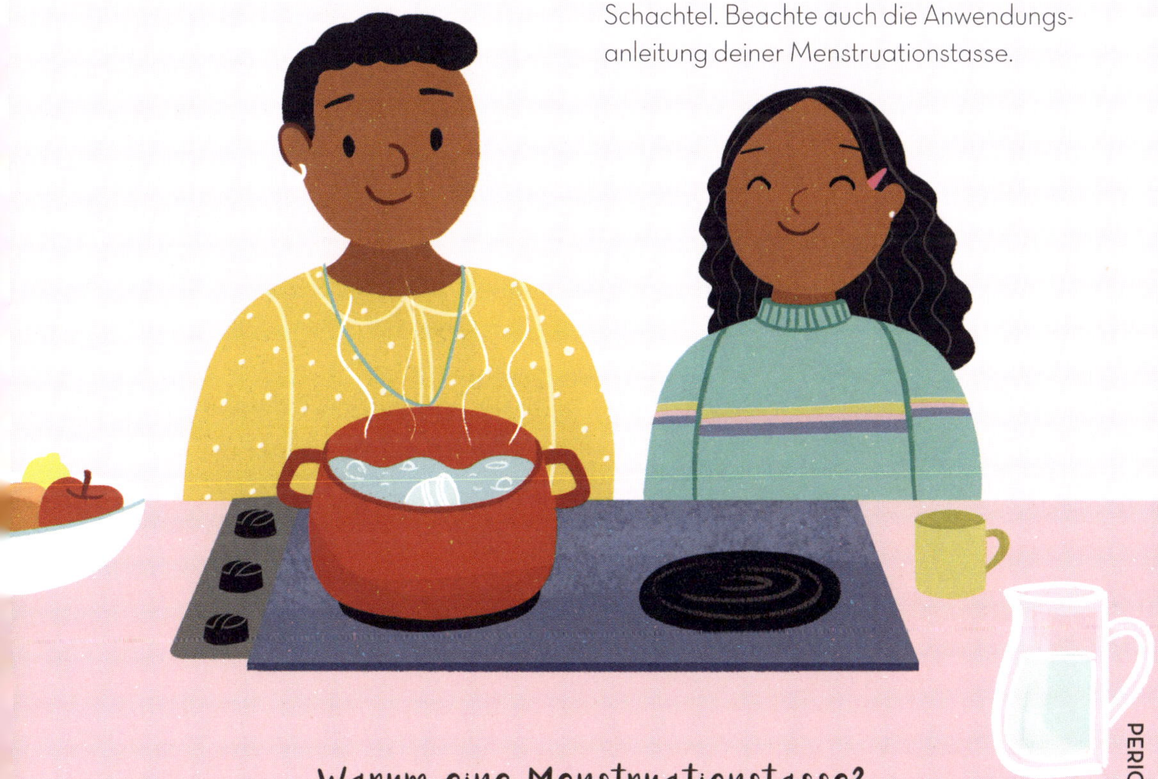

Warum eine Menstruationstasse?

Menstruationstassen sind wiederverwendbar und leicht zu transportieren, wenn du auf deine Periode wartest. Sie sind etwas teurer als Einwegprodukte, aber besser für die Umwelt. Und du kannst sie beim Schwimmen oder am Strand tragen!

Tampons

Tampons werden ebenfalls in die Vagina eingeführt, saugen das Blut dort aber auf, anstatt es wie eine Menstruationstasse aufzufangen. Einige Tampons kommen mit einem Applikator. Das ist ein kleines Röhrchen, das den Tampon tief in die Vagina schiebt – wie bei einer Rakete! Andere Tampons haben keinen Applikator und werden mit dem Finger eingeführt. Beide Tampon-Arten sind Einwegprodukte – du wirfst sie weg, nachdem du sie benutzt hast. Spüle sie bitte nicht in der Toilette runter!

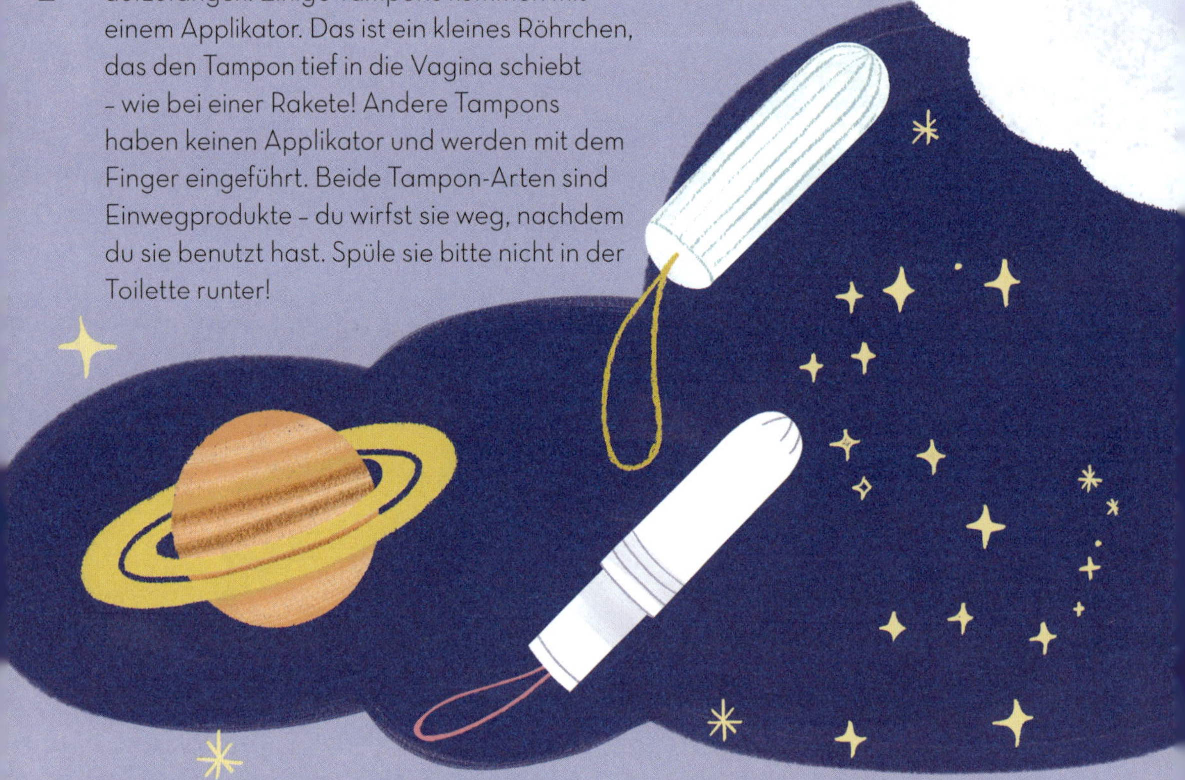

Welchen Tampon soll ich benutzen?

Es gibt viele verschiedene Modelle. Du musst vielleicht ein paar ausprobieren, um das richtige für dich zu finden. Manche mögen Tampons ohne Applikator lieber, weil sie kleiner und leichter mitzunehmen sind. Sie benötigen außerdem weniger Verpackungsmaterial und verursachen weniger Müll. Andere mögen Tampons mit Applikator lieber, besonders wenn sie recht kurze Finger haben.

Einen Tampon einführen

Wenn du einen Tampon ohne Applikator verwendest, packst du ihn aus, nachdem du dir die Hände gewaschen hast, und entrollst den Faden. Einige herstellende Firmen haben den Faden so befestigt, dass sich das Ende des Tampons etwas weitet, wenn du daran ziehst. So hat dein Finger darauf Platz. Platziere nun die Spitze des Tampons an der Öffnung deiner Vagina und schiebe ihn so hoch es geht, sodass er in der Nähe deiner Zervix liegt. (Das Bild zeigt, wo der Tampon hin soll. Du kannst es erst mit deinem Finger ausprobieren.) Wasche dir nach dem Einführen des Tampons die Hände.

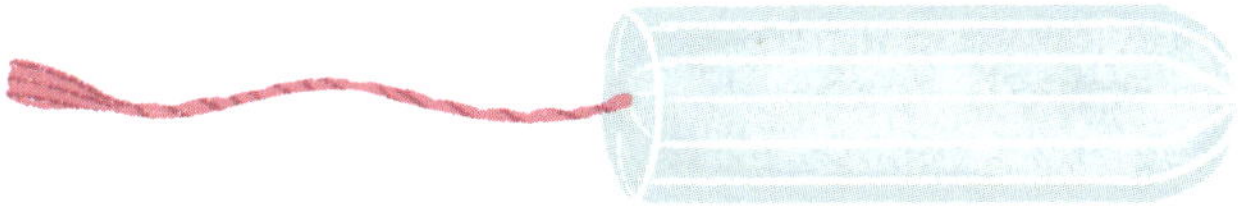

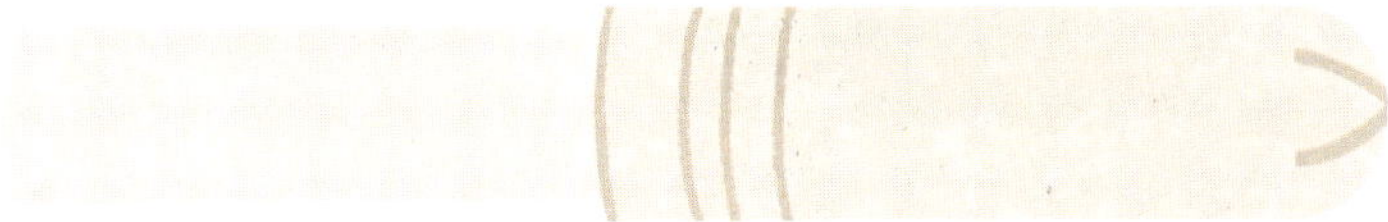

Tampons mit Applikatoren verfügen über zwei Röhrchen, die wie ein Teleskop funktionieren. Du führst das mit dem Tampon zuerst in deine Vagina ein. Lasse dir ruhig Zeit, bis du den richtigen Winkel für den Applikator gefunden hast. Drücke dann das untere Röhrchen hoch, sodass es in das obere Röhrchen rutscht. So wird der Tampon aus dem oberen Röhrchen in deine Vagina gedrückt. Entferne den Applikator und wirf ihn weg.

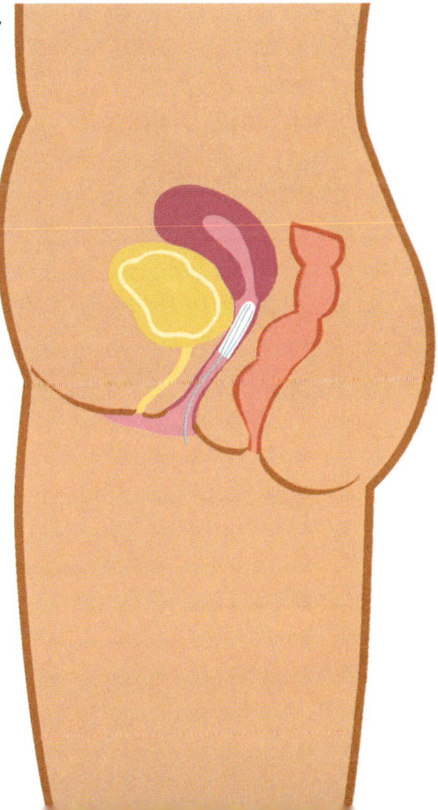

Bei allen Tampon-Arten hängt der Faden herunter, sodass du den Tampon wieder herausziehen kannst. Bei einigen Tampons bildet der Faden eine Schlaufe, die sich einfacher greifen lässt. Wenn der Tampon gegen deine Zervix stößt, ziehe ihn etwas herunter. Sollte er die Öffnung deiner Vagina noch berühren, musst du ihn etwas höher schieben. Wenn etwas wehtut oder unangenehm ist, ziehe den Tampon wieder heraus und versuche es mit einem neuen Tampon noch einmal.

Wie lange trage ich einen Tampon?

Ein Tampon sollte alle vier bis sechs Stunden gewechselt werden. Wenn er voll ist, noch öfter, sonst läuft das Blut über den Faden in deine Unterhose. Tampons haben verschiedene Saugstärken. Achte auf die entsprechenden Symbole auf der Box und kaufe verschiedene Saugstärken, damit du immer passende Tampons für die jeweilige Stärke deiner Periode griffbereit hast. Am besten verwendest du Tampons mit möglichst wenig Volumen und wechselst sie entsprechend deiner Blutung.

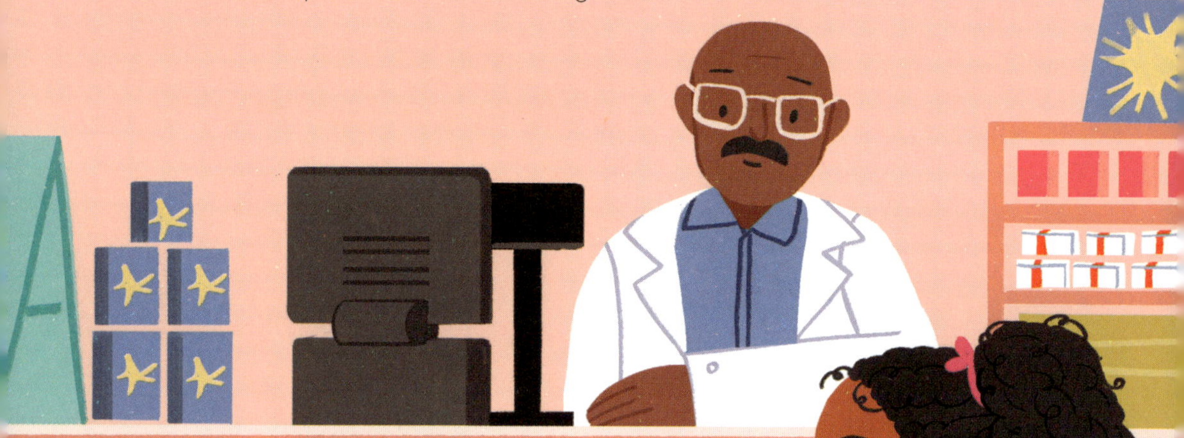

Sichere Anwendung

Tampons bestehen aus dünnen Fasern, die zu Reizungen führen können. Daneben gibt es eine weitere seltene, aber ernstzunehmende Komplikation: das Toxische Schocksyndrom (TSS), das durch die Verwendung von Tampons hervorgerufen werden kann. Mit Tampons wird zusätzlicher Sauerstoff in die Vagina eingeführt, der ein Bakterienwachstum begünstigen kann. Bei der Bekämpfung der Bakterien kann dein Immunsystem überreagieren. Das fühlt sich wie eine Grippe an, kann sich aber auch zu etwas Gefährlicherem entwickeln. TSS kommt selten vor, dennoch solltest du sofort medizinische Hilfe aufsuchen, wenn etwas wehtut, du Fieber oder einen Ausschlag bekommst, dir schwindelig wird oder du durcheinander bist, während du Tampons verwendest. Auf jeder

Tampon-Verpackung muss ein Hinweis zu TSS aufgedruckt sein, um Nutzer*innen aufzuklären.
Du kannst das TSS-Risiko senken, indem du keine Tampons benutzt, die mehr Blut aufnehmen können, als du verlierst. Denke daran, deinen Tampon regelmäßig zu wechseln und ihn am letzten Tag deiner Periode zu entfernen. Es wurden einige seltene Fälle gemeldet, in denen eine Menstruationstasse TSS verursacht hat. Du kannst deine Tasse sicher verwenden, indem du sie zwischen deinen Zyklen abkochst und sie an einem kühlen, dunklen Ort ohne Sonneneinstrahlung lagerst.

Vielleicht hast du gehört, dass manche Menschen einen Seeschwamm als „natürlichen" Tampon verwenden. Echte Schwämme sollten aber nicht eingesetzt werden: Hierbei handelt es sich um Organismen, die in Korallenriffen leben und sich von kleinen Tieren und Pflanzen ernähren. Selbst nachdem der Schwamm zugeschnitten und gewaschen wurde, können Rückstände davon in ihm zurückbleiben. Das Material kann Infektionen verursachen und hat dasselbe TSS-Risiko wie ein Tampon.

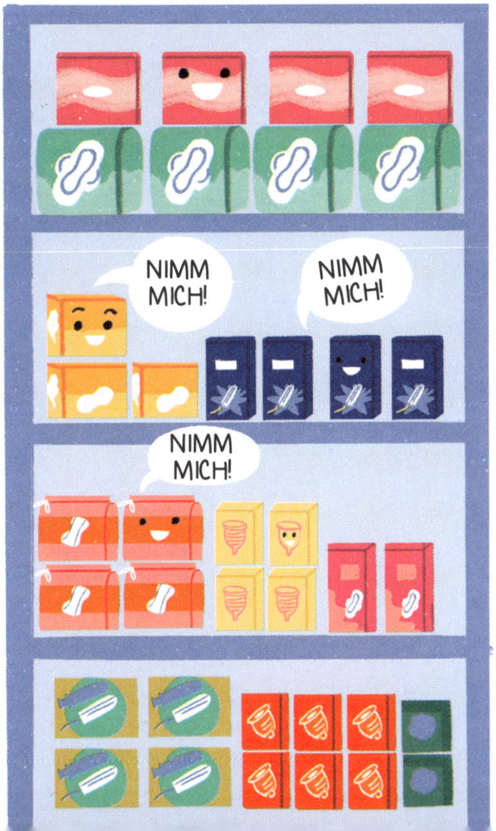

Die Welt retten

Menstruationsprodukte sind für sehr empfindliche Körperteile gemacht und viele wollen genau wissen, woraus sie bestehen. Wegen der TSS-Gefahr und der Chemikalien, die bei der Herstellung von Plastik verwendet werden, achten einige besonders auf diese Aspekte. Gleichzeitig wollen sie Müll vermeiden, indem sie auf einzeln verpackte Einwegprodukte verzichten. Diese Veränderungen haben zu einer größeren Auswahl an Menstruationsprodukten geführt ... wie du gleich sehen wirst!

Nachhaltigkeit

Wenn du dich um deine Periode kümmerst, hast du viele Auswahlmöglichkeiten. Du kannst deine Entscheidung anhand verschiedener Überlegungen treffen: wie bequem oder praktisch ein Produkt ist oder wie viel es kostet. Viele wählen ihr Produkt auch nach der Umweltfreundlichkeit aus. Wir alle müssen uns Gedanken um Nachhaltigkeit machen, aber deine Wahl kann andere inspirieren, sich mehr mit dem Thema zu beschäftigen und nachhaltiger zu leben! Wenn du momentan nicht die nachhaltigste Option wählen kannst, bitte um Hilfe bei der Finanzierung oder schmiede Pläne, wie du später umstellen kannst.

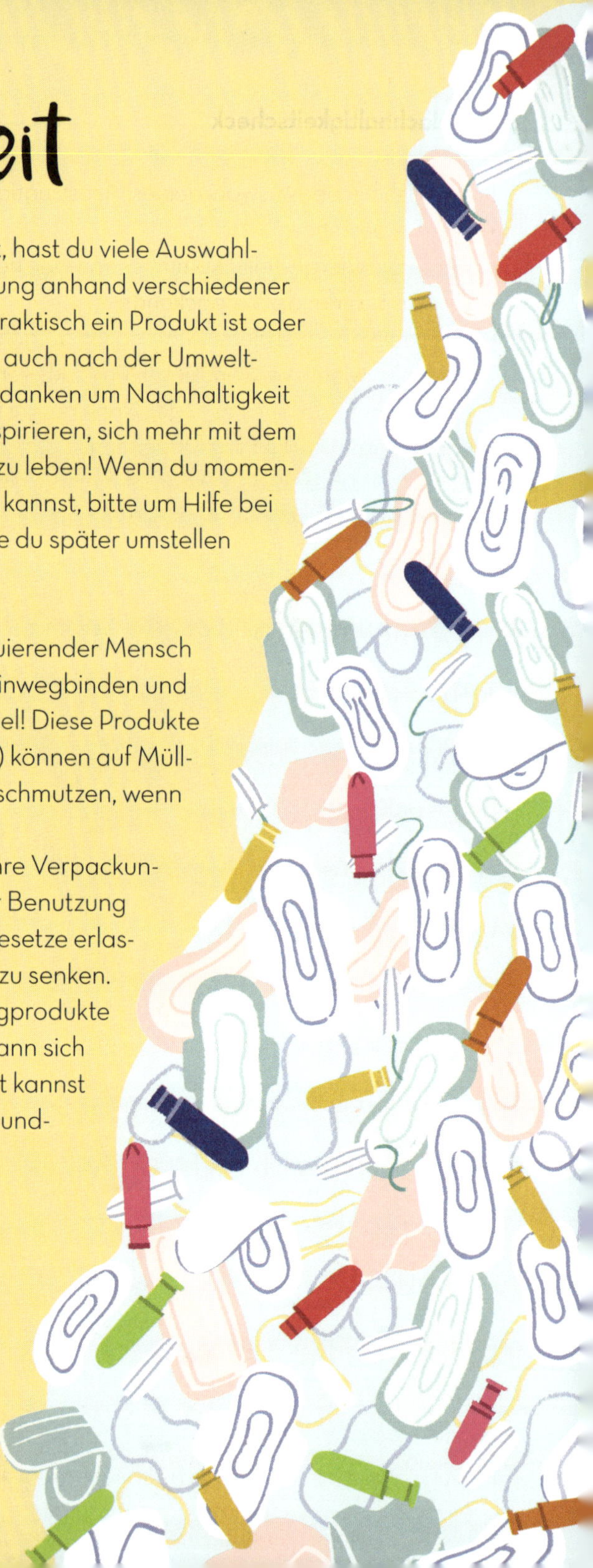

Forscher*innen schätzen, dass ein menstruierender Mensch in seinem Leben im Durchschnitt 11.000 Einwegbinden und Tampons verwendet. Das ist ganz schön viel! Diese Produkte (und ihre Applikatoren und Verpackungen) können auf Müllhalden landen oder Flüsse und Meere verschmutzen, wenn sie die Toilette hinuntergespült werden.
Die meisten Menstruationsprodukte und ihre Verpackungen enthalten Plastik, das nach einmaliger Benutzung weggeworfen wird. Viele Länder haben Gesetze erlassen, um den Verbrauch von Einwegplastik zu senken. Diese Gesetze gelten aber nicht für Einwegprodukte für die Menstruation. Die Gesetzgebung kann sich in Zukunft ändern, aber in der Zwischenzeit kannst du selbst entscheiden, ob du ein umweltfreundliches Menstruationsprodukt verwenden möchtest.

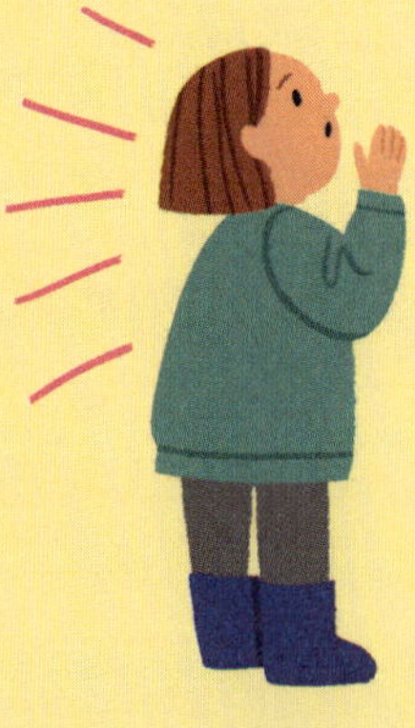

Der Nachhaltigkeitscheck

Frage dich bei der Auswahl deines Menstruationsprodukts:

- Woraus besteht es?
- Wo wird es hergestellt? Kommt es von weit her?
- Woraus besteht die Verpackung?
- Werden die verwendeten Materialien aufgeführt?
- Bei einem wiederverwendbaren Produkt: Kommt es von weit her oder wird es in der Nähe hergestellt?
- Kann ich das Produkt vor Ort kaufen?
- Achtet das herstellende Unternehmen auf einen guten Umgang mit den Mitarbeitenden? Bezahlt es ihnen faire Löhne?
- Wenn die Firma zu einem großen Konzern gehört: Wie schützt er die Umwelt und die Menschenrechte?

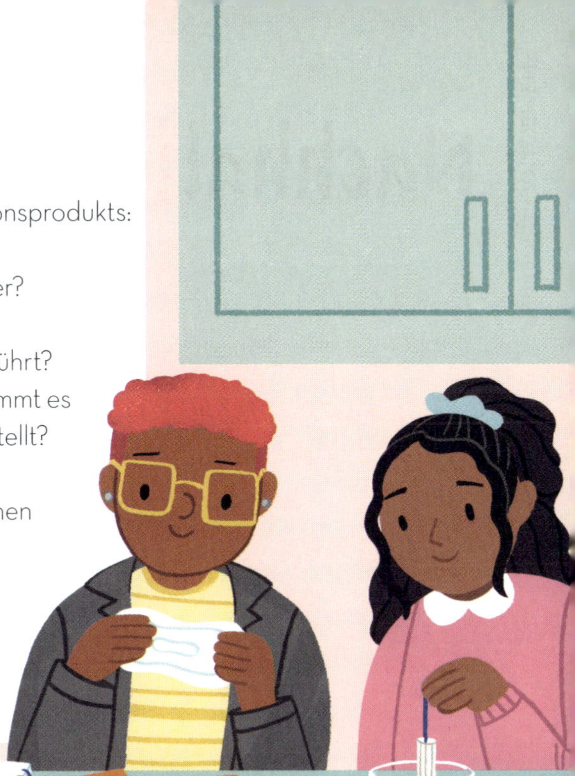

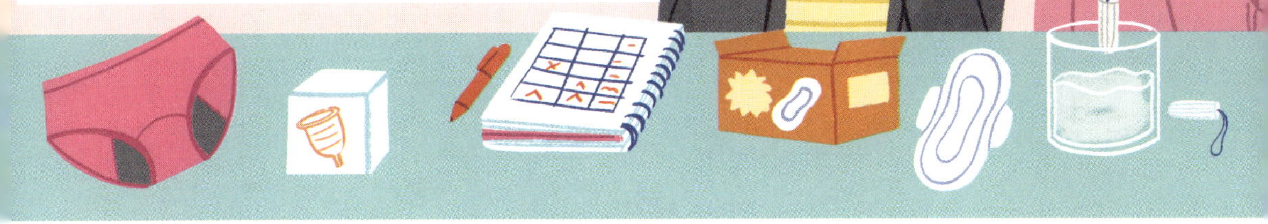

Werde aktiv!

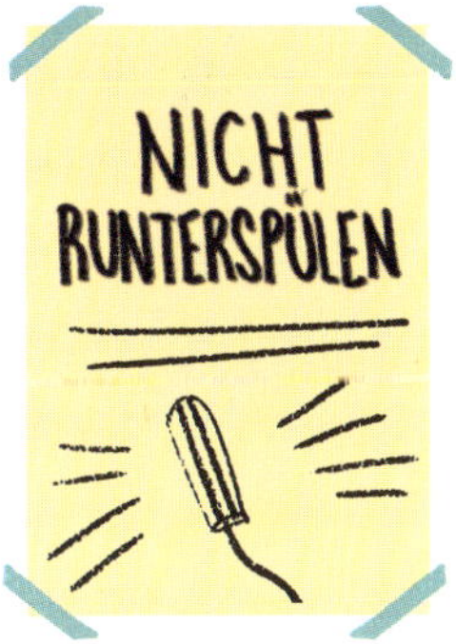

Beim Thema Nachhaltigkeit geht es nicht nur darum, welche Kaufentscheidungen du triffst. Warum gestaltest du nicht ein tolles Badezimmerplakat, das die Menschen daran erinnert, Menstruationsprodukte nicht die Toilette hinunterzuspülen? Oder suche Stoffe mit verschiedenen Mustern und nähe deine eigenen Menstruationsprodukte! (Du kannst die Umwelt noch besser schützen, indem du deine alten Lieblingsklamotten zu Binden oder Unterhosen wiederverwertest.) Oder du probierst einige Zyklen lang verschiedene Produkte aus und hältst deine Erfahrungen in einem Zyklustagebuch fest. Rechne aus, wie viel Geld du ausgegeben hast, wie oft du das Produkt wechseln musstest und wie viele Produkte und Verpackungen du weggeworfen hast. Teile und vergleiche die Ergebnisse mit denen deiner Freund*innen.

Flecken und Gerüche

Manchmal ist ein Fleck in deiner Unterhose eines der ersten Anzeichen dafür, dass du deine Periode bekommst. Manchmal fällt es dir erst auf, wenn Blut auf deine Kleidung durchsickert oder auf den Stuhl, auf dem du sitzt.

Flecken entfernen

Blut kann Flecken hinterlassen, aber die sind mit ein wenig Mühe durchaus herauszubekommen. Versuche, den Stoff so bald wie möglich mit Fleckenentferner vorzubehandeln und in kaltem Wasser einzuweichen. Dann schrubbe und wasche das Kleidungsstück sofort.

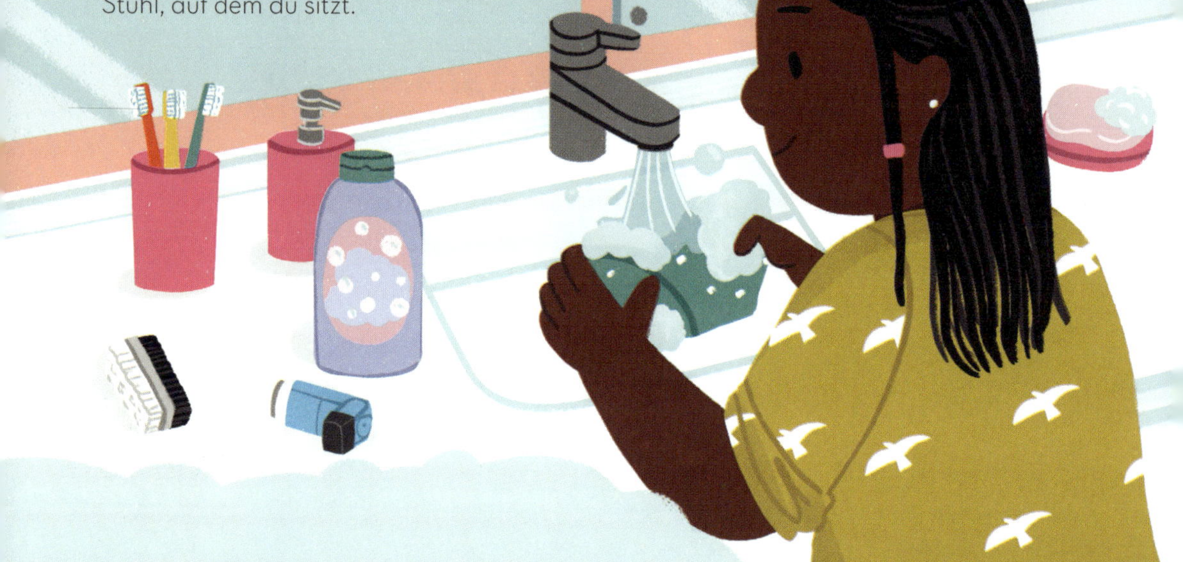

Fleckenentferner können deine Kleidung ausbleichen, probiere es also erst mit ein bisschen Wasch- oder Spülmittel oder mit Handseife. Wenn in deiner Familie nur eine Person fürs Waschen zuständig ist, kannst du die Kleidung einweichen und schrubben, deine Hilfe anbieten oder offen mit ihr darüber sprechen und sie bitten, sich darum zu kümmern.

Meine Geschichte

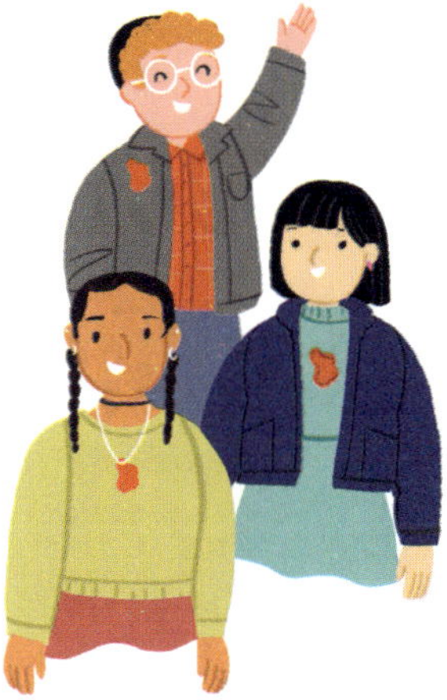

Am Anfang habe ich die Blutflecken immer bis zum Ende meiner Periode in meinen Unterhosen gelassen, weil sie mir peinlich waren. Als meine Mutter das herausfand, musste ich sie alle auswaschen, was ganz schön lange dauerte - schließlich war das Blut inzwischen eingetrocknet. Außerdem musste ich ihr erklären, warum ich die Flecken nicht eher ausgewaschen hatte! Damit andere sich nicht wegen ihrer Blutflecken schämen, habe ich ein Kunstprojekt ins Leben gerufen, das die Flecken in ein lustiges Modeaccessoire verwandelt. Das Projekt heißt STAINS™ - wie das englische Wort für „Flecken". Ich wollte den Blutflecken meiner Periode ein neues Image verleihen und sie modisch machen. Danach fühlte ich mich deutlich besser - und viele andere sich auch!

Was ist mit Gerüchen?

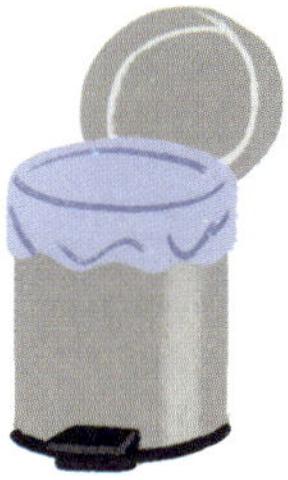

In deinem Körper, in einem Tampon oder in Menstruationsunterwäsche riecht Menstruationsblut eigentlich nicht. Manchmal benutzen Kinder Aussagen wie „Du stinkst!" als Beleidigung, aber das stimmt fast nie, also brauchst du keine Sorge zu haben, dass sie dich riechen könnten. (Und du brauchst auf keinen Fall parfümierte Menstruationsprodukte – die Duftstoffe können deine Vulva reizen.) Es stimmt aber schon, dass Menstruationsblut streng riechen kann, wenn es lange an der Luft ist. Wirf deine Einwegprodukte am besten in einen Mülleimer mit Deckel und leere ihn häufig aus.

Was ist an Flecken so schlimm?

Blutflecken kommen vor, egal welche Menstruationsartikel du verwendest. In den Medien, auf Produktverpackungen oder in Unterhaltungen mit anderen gewinnst du vielleicht den Eindruck, das sei schlimm oder komisch. In Wahrheit sind Blutflecken aber eher lästig. Beim Sport schwitzt du zum Beispiel, sodass du Schweißflecken bekommst oder deine Sportkleidung etwas riecht. Dass unser Körper diese Funktion hat, bedeutet nur, dass wir auf unsere Kleidung achten müssen. Auch wenn wir uns keine Gedanken um Flecken zu machen brauchen, tun es viele meistens doch. Warum eigentlich? Das erfährst du im nächsten Kapitel!

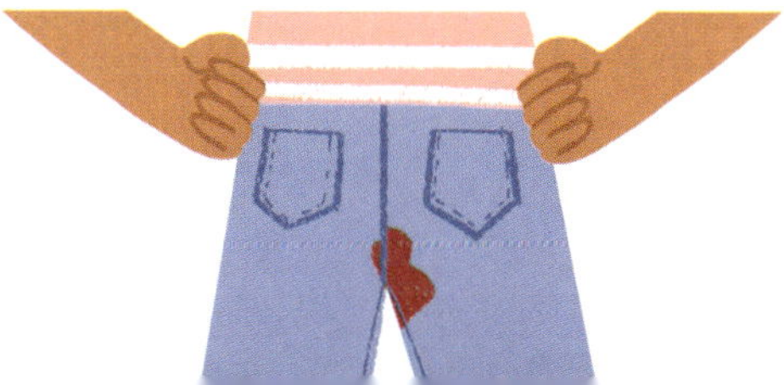

LÄUFT BEI UNS!

Als ich zum ersten Mal von der Periode erfuhr, hörte ich nur Negatives - den Erwachsenen schien das Thema unangenehm zu sein. Dadurch bekam ich selbst ein bisschen Angst, darüber zu sprechen. Ich merkte bald: Die Menstruation ist mit einem Tabu belegt. Das ist etwas, worüber Menschen ungern sprechen, etwas, das sie vermeiden zu tun oder öffentlich zu zeigen. Die Periode wird außerdem stigmatisiert. Das bedeutet, sie wird als etwas Schlechtes oder sogar Unglückbringendes gesehen.

Ich versuchte zu akzeptieren, dass die Periode ein Tabuthema ist und mit vielen unangenehmen Gefühlen einhergeht. Doch je mehr ich darüber nachdachte, desto deutlicher wurde mir, dass ich all diese Negativität gar nicht teilte. Weshalb sollte ich also daran festhalten? Indem ich offen mit anderen darüber sprach, war ich in der Lage, es hinter mir zu lassen. Durch Aktivitäten wie Kunst- und Schreibprojekte lernte ich meine Periode besser kennen und schätzen - und ich begann, meine Erfahrungen mit anderen zu teilen.

Damit wir alle die Periode als etwas Positives ansehen, müssen wir aktiv werden. Wir müssen den Menstruationszyklus verstehen und uns trauen, jede Frage zu stellen, die uns in den Kopf kommt. Wir sollten uns angewöhnen, offen über die Periode zu sprechen, statt nur hinter vorgehaltener Hand darüber zu flüstern. Und wir sollten aufhören, uns zu schämen, wenn wir Menstruationsprodukte benutzen oder mal mit einem Blutfleck zwischen den Beinen herumlaufen. Wenn wir all das tun, wird die Periode in immer mehr Ländern und Kulturen als etwas Positives angesehen. Dann läuft's bei uns!

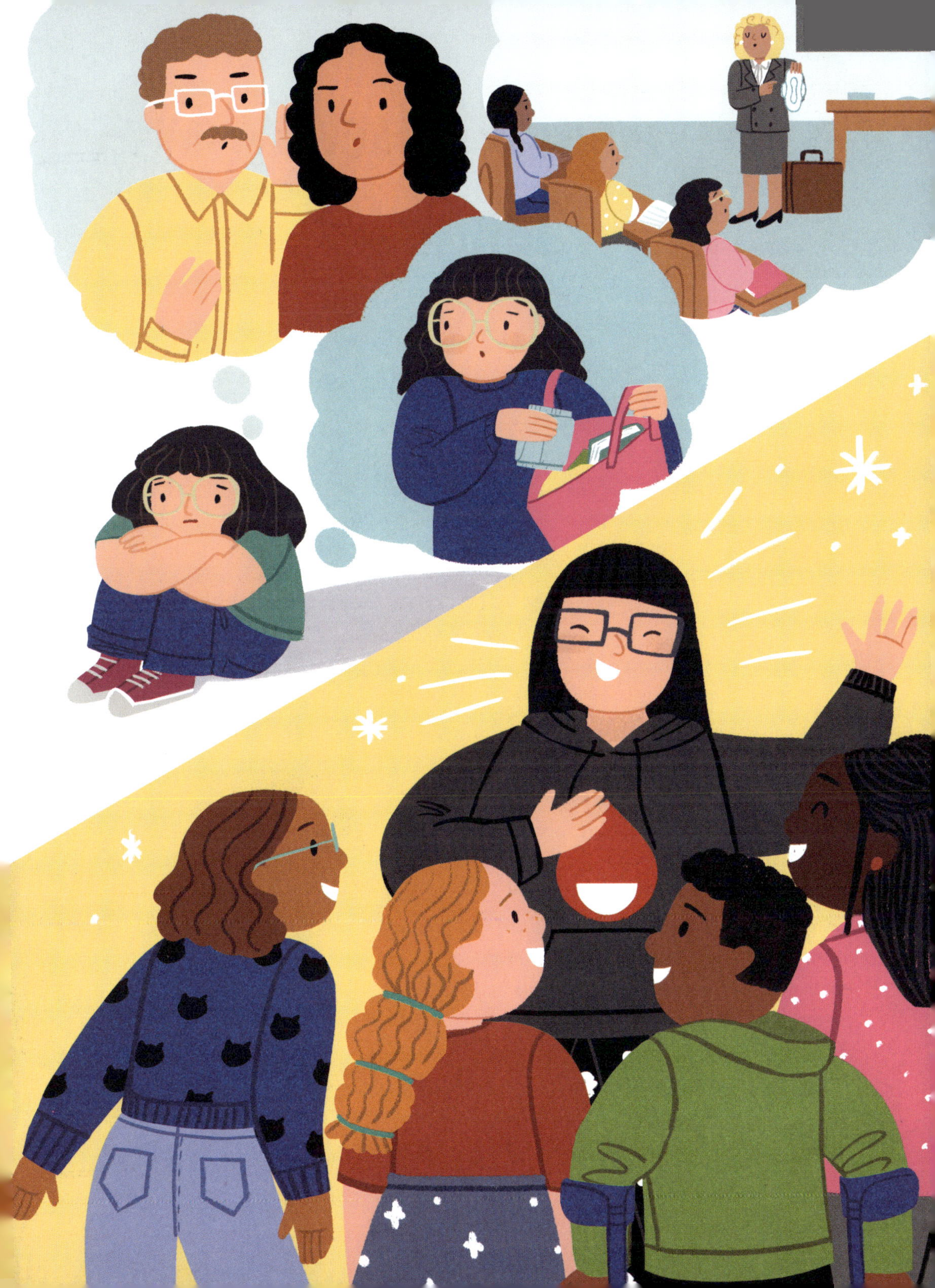

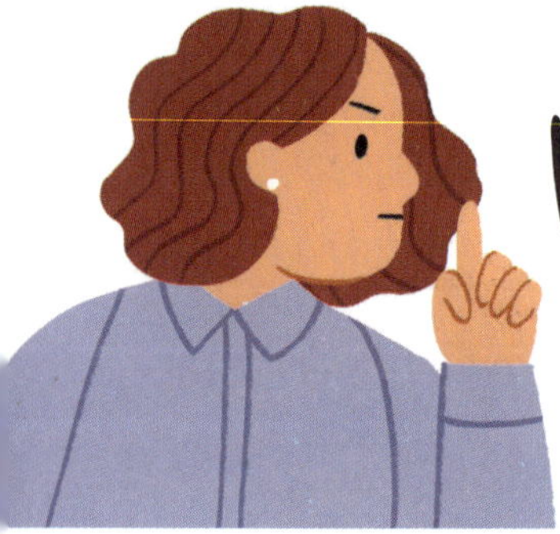

Keine falsche Scham!

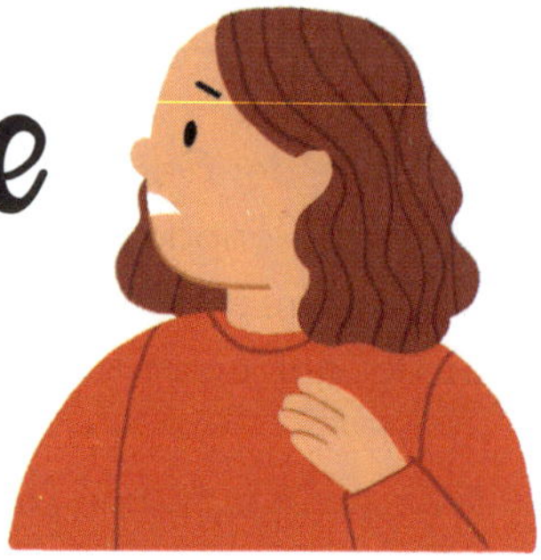

Das Thema Periode ruft die unterschiedlichsten Gefühle hervor – sowohl bei den Menschen, die sie bekommen, als auch bei denen, die sie nicht bekommen. Wie du weißt, bewirken Tabus, dass Menschen sich schämen, wenn sie dabei „erwischt" werden, wie sie über etwas sprechen oder etwas tun, das sich angeblich nicht gehört. Das kann so weit gehen, dass manche dir aus dem Weg gehen, wenn du ein bestimmtes Thema ansprichst, weil sie es um jeden Preis vermeiden wollen. Vielleicht wirst du behandelt, als hättest du etwas Schlimmes gesagt – obwohl das gar nicht stimmt.

Scham ist ein sehr unangenehmes Gefühl. Menschen empfinden es, wenn sie etwas tun, das als peinlich oder falsch angesehen wird. Du schämst dich wahrscheinlich, wenn du die Gefühle einer Person verletzt hast. Das kann sich furchtbar anfühlen, aber hat den Sinn, dass du dich in Zukunft vielleicht rücksichtsvoller verhältst. Dich wegen deiner Periode zu schämen, mindert dein Selbstwertgefühl jedoch ohne logischen Grund und kann dir den Eindruck vermitteln, dass mit dir oder deinem Körper etwas nicht stimmt – und das ist nicht fair!

Meine Geschichte

Ich war fast 13, als ich auf einer Pyjamaparty von meiner Periode überrascht wurde. Die anderen Mädchen lachten mich aus, weil sich ein Blutfleck auf meinem Nachthemd abgezeichnet hatte. Das war mir so peinlich, dass ich mich am liebsten versteckt hätte. Jetzt will ich anderen helfen, damit sie sich nicht vor „Auslaufpannen" schämen und das Stigma rund um die Periode ein Ende nimmt.

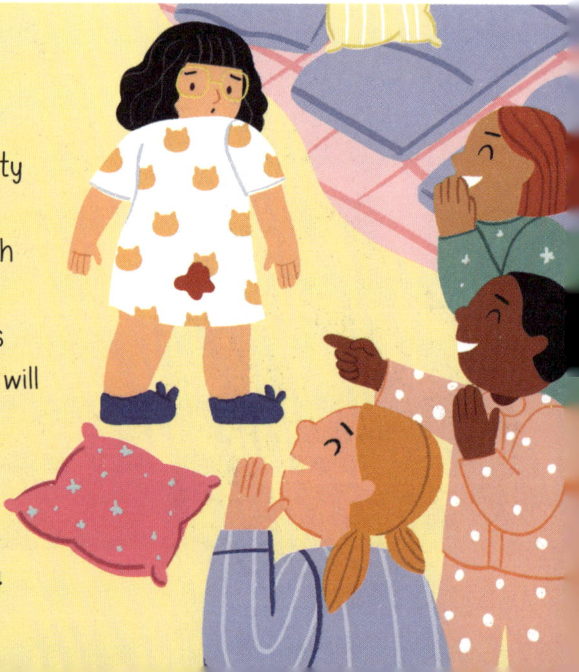

Damals ...

Im Laufe der Geschichte sahen nur wenige Völker auf der ganzen Welt die Periode durchgehend als etwas Gutes oder Besonderes an. Andere Völker haben sie mal verteufelt und mal gefeiert. Leider galt und gilt die Periode in den meisten Kulturen als etwas Schlechtes. Lange Zeit konnten viele Menschen aufgrund von zahlreichen unausgesprochenen (und manchmal auch ausgesprochenen!) gesellschaftlichen Regeln keine positiven Gefühle in Bezug auf ihre Menstruation entwickeln.

... und heute!

Die meisten dieser Regeln existieren nicht mehr, dennoch ist die Periode nach wie vor sehr schambehaftet. Natürliche Körperfunktionen sollten niemandem peinlich sein, nur lassen sich Schamgefühle nicht einfach abschalten, solange in einer Gesellschaft negative Einstellungen fortbestehen. Erst wenn diese verschwinden, werden sich Menschen, die menstruieren, nicht mehr dafür schämen und sich auch in anderen Situationen und Lebensbereichen selbstsicherer fühlen.

Die gute Nachricht ist, dass allmählich ein Umdenken stattfindet. Überall auf der Welt wird den Menschen bewusst, dass die Menstruation eine ganz natürliche und gesunde Körperfunktion ist. Es wird, unabhängig vom eigenen Geschlecht, immer selbstverständlicher, offen über die Periode zu sprechen und zu helfen, wenn jemand unter Menstruationsproblemen leidet. Allerdings ist dieser Weg erst spät eingeschlagen worden – und wir sind noch nicht am Ziel. Damit wir das möglichst schnell erreichen und das Thema Menstruation für alle ein angenehmes wird, sehen wir uns auf den folgenden Seiten an, welchen Einfluss verschiedene Mythen zur Periode auf unsere Gesellschaft haben.

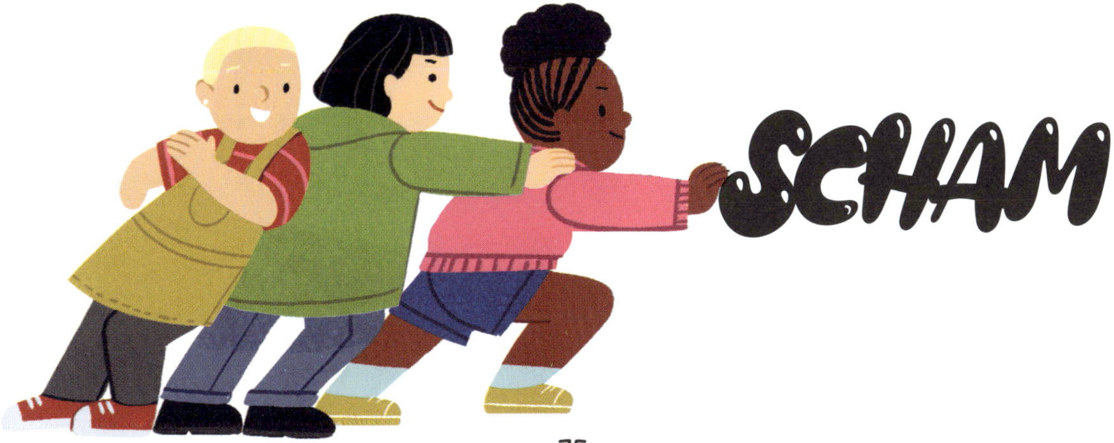

Perioden-Mythen aufgedeckt

Tabus entstehen oft aus veralteten Theorien, die nicht mehr dem heutigen Wissen entsprechen. Doch je mehr wir über sie lernen, desto weniger Beachtung schenken wir ihnen. Wenn zu einem Thema so viele negative Gerüchte verbreitet werden wie zur Periode, kann es allerdings schwierig sein herauszufinden, woher sie kommen und ob sie wahr sind. Manche Informationen sind schlichtweg falsch. Aber wie gehst du damit um, wenn jemand etwas über die Periode sagt, das nicht zu stimmen scheint? Und wie kann es sein, dass sich einige überholte Einstellungen so hartnäckig halten, obwohl sich vieles zum Besseren wandelt? Sehen wir uns ein paar Mythen und abergläubische Theorien zur Menstruation genauer an.

„Die Periode ist ein riesiges Rätsel!"

Wenn du den ersten Teil dieses Buches gelesen hast, weißt du, dass die Periode kein Mysterium ist. Aber das war sie einst! Die Ärzt*innen im antiken Griechenland glaubten zum Beispiel, der Uterus würde im Körper herumschweben – und Menschen körperlich oder seelisch krank machen. Sogar im 19. Jahrhundert schwebte diese Idee noch in manchen Köpfen herum, weil einige Ärzt*innen sie in alten Büchern aufgeschnappt hatten und verbreiteten.

In Wirklichkeit schwebt dein Uterus nicht wie ein Heißluftballon in deinem Körper herum – und er macht dich vor allem nicht krank. Er ist mit Bändern aus Bindegewebe an deinem Becken befestigt. Wir wissen heute schon eine ganze Menge über die Menstruation. Da Menschen jedoch seit Tausenden Jahren von Mythen und Ängsten beeinflusst werden, wissen wir nicht so viel, wie wir sollten – noch nicht. Zum Glück wird jeden Tag mehr Forschung über die Themen Menstruation und Gesundheit finanziert und durchgeführt. Es ist auch höchste Zeit dafür!

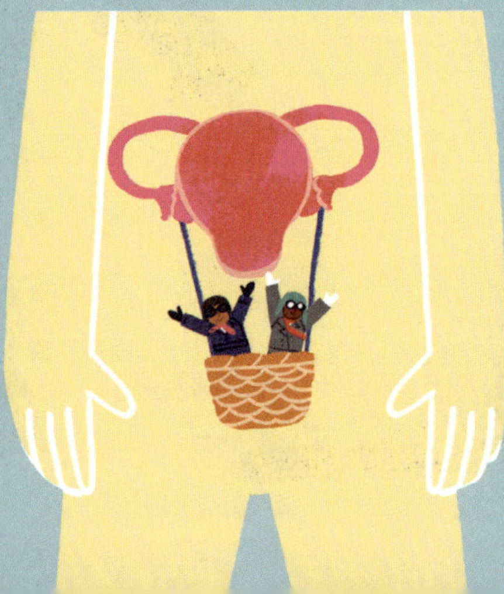

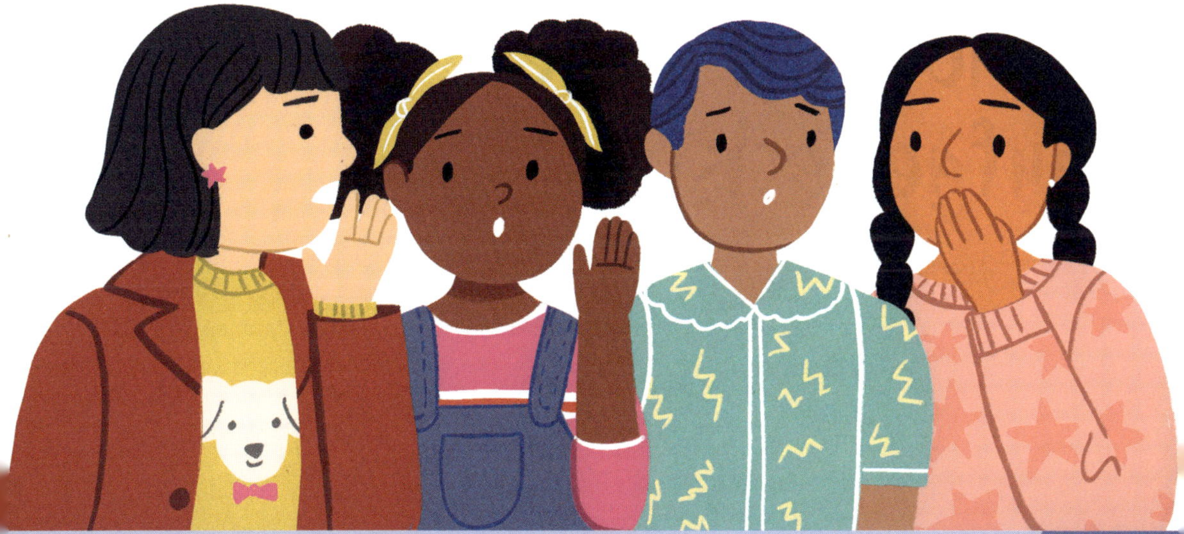

„Menschen menstruieren synchron mit dem Mondzyklus … und mit anderen menstruierenden Menschen!“

Wenn ihnen für etwas eine Erklärung fehlt, erfinden Menschen gerne selbst Geschichten und verbreiten ihre eigenen Theorien. Dass die Periode mit dem Mondzyklus zusammenhängt, war und ist in vielen Kulturen eine gebräuchliche Vorstellung, und durchaus eine nette Idee. Leider gibt es keinen wissenschaftlichen Beweis dafür, dass der Mond den Menstruationszyklus steuert. Bei manchen sind der Mondzyklus und der Menstruationszyklus vielleicht gleich lang, aber da hört die Gemeinsamkeit auch schon auf.

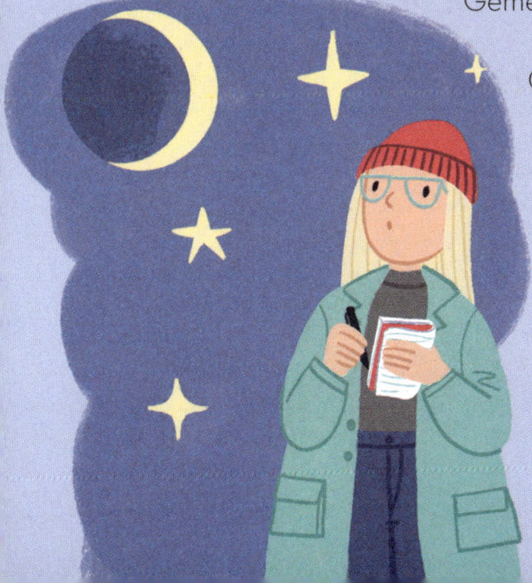

Genauso wenig stimmt, dass Menschen, die zusammenwohnen, ihre Periode gleichzeitig bekommen. Dazu wurde viele Jahre lang geforscht – und es konnte nie bewiesen werden, dass Personen, die viel Zeit miteinander verbringen, synchron menstruieren. Im Freundes- oder Familienkreis fällt es manchmal auf, wenn Menschen ihre Periode am selben Tag bekommen, aber das ist wirklich nur ein lustiger Zufall.

„Menstruationsblut ist schmutzig und gefährlich!“

Einige denken, Menstruationsblut würde wilde Tiere anlocken, Unglück bringen oder dich im Alltag an vielen Aktivitäten hindern. Aber stimmt das überhaupt? Ein Hai greift dich bestimmt nicht an, nur weil du deine Periode hast. Menstruationsblut riecht für Raubfische ganz anders als das Blut aus einer Verletzung und deshalb gar nicht appetitlich. Es sind auch keine Fälle von Bären bekannt, die Campingplätze angriffen, nur weil dort gebrauchte Menstruationsprodukte in den Müllsäcken lagen. Beim Campen deinen Abfall zu sammeln und mitzunehmen, ist natürlich trotzdem wichtig.
(Das soll nicht heißen, dass es in der Natur nie zu Begegnungen mit wilden Tieren kommt – aber wenn doch, dann sicherlich nicht wegen deiner Periode.)

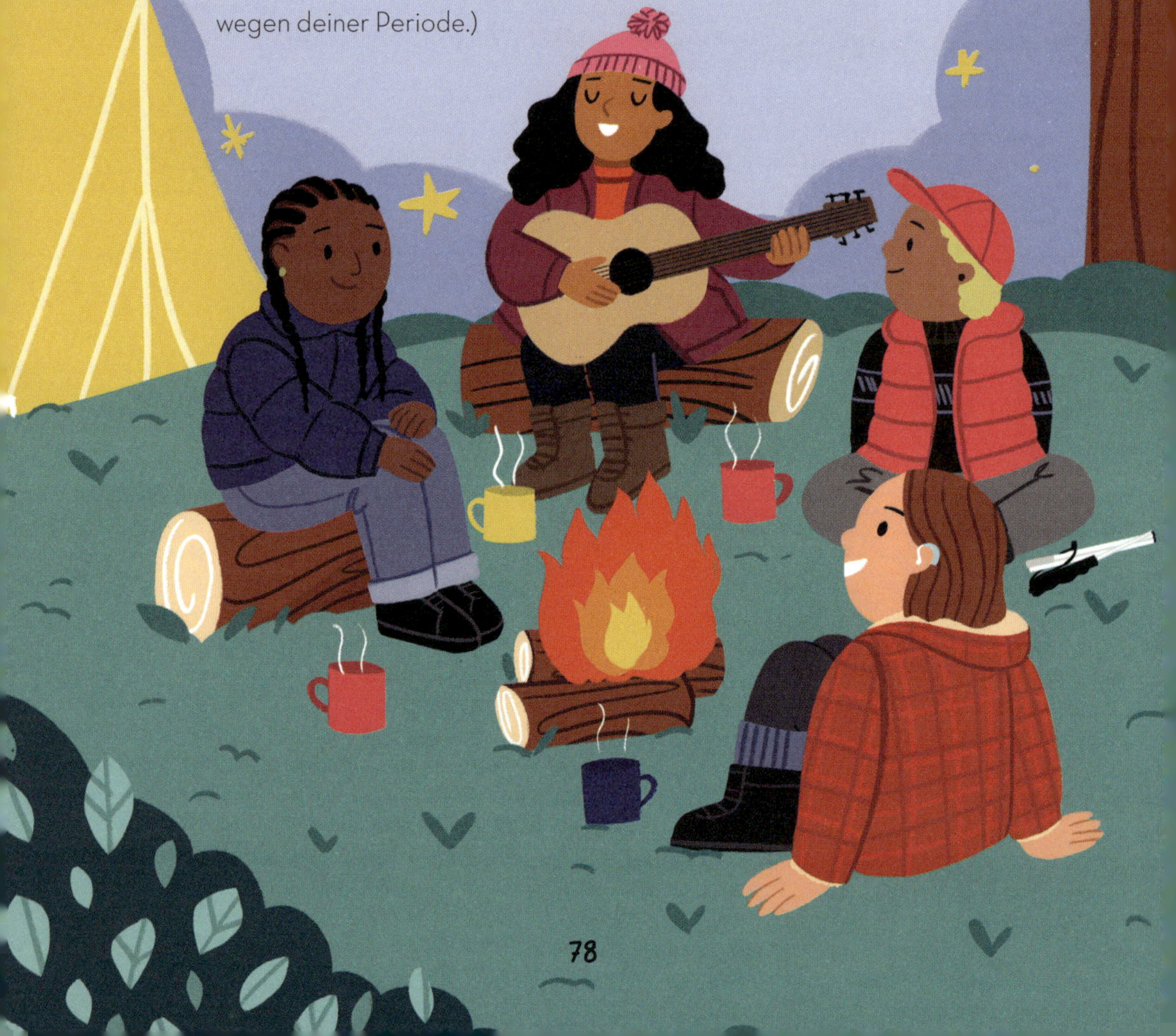

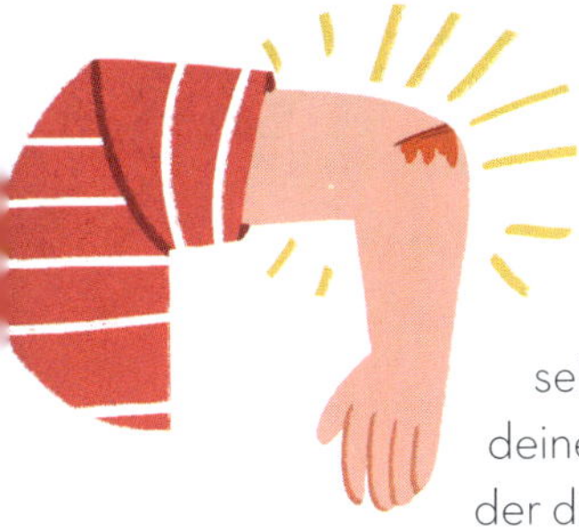

Der Anblick deines eigenen Blutes kann einen Instinkt in einem sehr ursprünglichen Teil deines Gehirns auslösen, der dich unbewusst glauben lässt, du seist verletzt oder in Gefahr. Es ist möglich, dass manche Urmenschen die Periode für ein Symptom einer schweren Krankheit oder eine Warnung vor schlechten Zeiten hielten.

Tatsächlich ist die Periode ein Anzeichen dafür, dass du gesund bist. Sie ist nichts Schreckliches, das dir widerfährt, sondern etwas Erstaunliches, das dein Körper leistet! Du solltest dir immer wieder in Erinnerung rufen, dass die Menschen früher nicht wussten, wie ihre Körper funktionieren. Sie hatten andere Auffassungen von sauber und schmutzig, gut und schlecht, richtig und falsch. In vielen Gemeinschaften war es Menschen während ihrer Periode nicht erlaubt, bestimmte Tätigkeiten auszuüben – wie Lebensmittel anbauen, ernten und zubereiten –, weil davon ausgegangen wurde, Menstruationsblut hätte große, geheimnisvolle Kräfte und könnte die Nahrung vergiften oder verderben. Obwohl wir längst wissen, dass die Periode nicht schädlich ist, wirken manche dieser negativen Überzeugungen noch immer nach.

Genauso wie menstruierenden Personen geraten wurde, bestimmte Lebensmittel zu meiden, sollten sie auch nicht duschen, in kaltem Wasser (oder überhaupt!) schwimmen oder Sport treiben. In manchen Glaubensgemeinschaften waren bestimmte religiöse Handlungen für Menschen verboten, die gerade ihre Periode hatten. Auch Sex während der Periode galt als Tabu. Aber die medizinische, religiöse und sexuelle Aufklärung ändert sich – die Periode hält Menschen nicht mehr davon ab, am gesellschaftlichen Leben teilzunehmen. Dein Zyklus nimmt vielleicht Einfluss auf deinen Trainingsplan und starke Menstruationsblutungen und -krämpfe können deinen Tagesablauf manchmal etwas durcheinanderbringen, doch abgesehen davon kann dich niemand davon abhalten, genau das zu tun, worauf du Lust hast, Menstruation hin oder her.

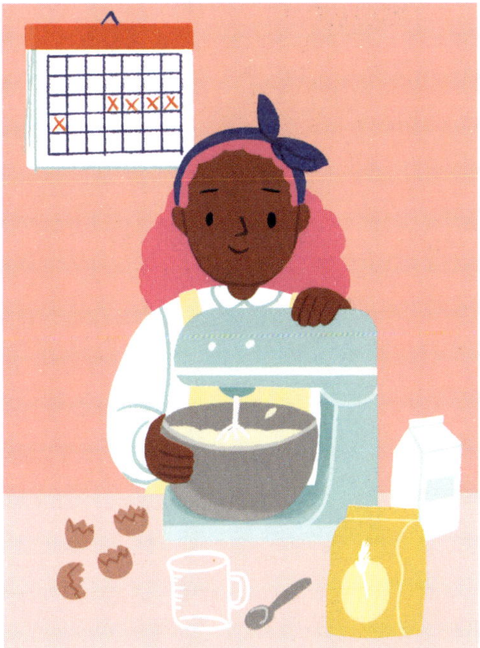

„Es gehört sich nicht, über die Menstruation zu sprechen."

Viele sind der Meinung, über die Menstruation sollte am besten gar nicht gesprochen werden. Und wenn sich das Thema nicht vermeiden lässt, reden sie im Flüsterton um den heißen Brei herum. Wenn eine Person über etwas spricht, das ihr unangenehm ist, verwendet sie häufig Euphemismen. Das sind beschönigende Ausdrücke, die anstelle von anderen verwendet werden. Für das Wort „Menstruation" gibt es viele, zum Beispiel die „Erdbeerwoche". Manche sagen während ihrer Periode auch, sie hätten Besuch von „Tante Rosa". Neben Anspielungen auf die Farbe von Blut gibt es auch Ausdrücke wie „die Maler im Keller haben". Am häufigsten nennen Menschen ihre Menstruation „ihre Tage", aber leider benutzen einige auch Euphemismen, die uralte Tabus bestätigen. Wer die Menstruation den „Fluch" nennt, drückt damit aus, sie sei etwas Schmutziges oder Gefährliches. Übrigens: Sogar das Wort „Zyklus" ist ein Euphemismus – es steht für „Menstruationszyklus".

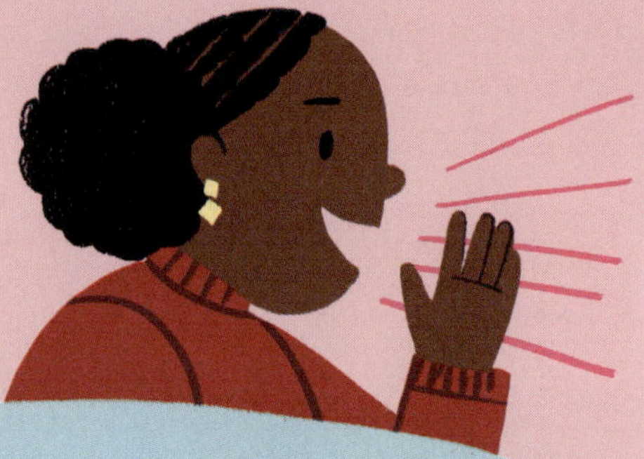

Namen geben Kraft. Du fragst dich, was das bedeuten soll? Wenn wir die Menstruation bei ihrem richtigen Namen nennen – also Menstruation –, gibt uns das Kraft! Offen über etwas zu sprechen, lässt es weniger beängstigend wirken. Wenn wir mit gutem Beispiel vorangehen, wird es auch für andere einfacher, Tabus zu brechen!

Meine Geschichte

Wenn meine Oma als Teenager sagte, sie könne wegen ihrer Freundin nicht mit zum Schwimmen gehen, wussten alle in ihrem Freundeskreis sofort, was sie meinte. Ich konnte es kaum glauben, als sie mir das erzählte. Aber dass sie ihre Menstruation als ihre Freundin bezeichnete, gefiel mir – auch wenn sie es nur tat, um ein Tabuwort zu vermeiden.

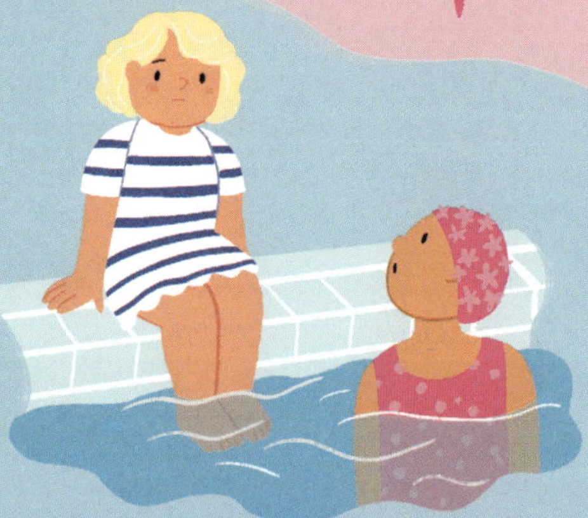

„Du solltest es für dich behalten, wenn du deine Periode hast."

Stell dir vor, du kannst keinen Sport treiben und keine Ausflüge unternehmen, weil sich das während der Periode „nicht gehört", aber zugleich kannst du niemandem sagen, dass du wegen deiner Menstruation zu Hause bleibst. Das mag albern klingen, doch für viele war solch eine Situation vor nur ein oder zwei Generationen häufig die Realität – und für manche ist sie es noch heute.

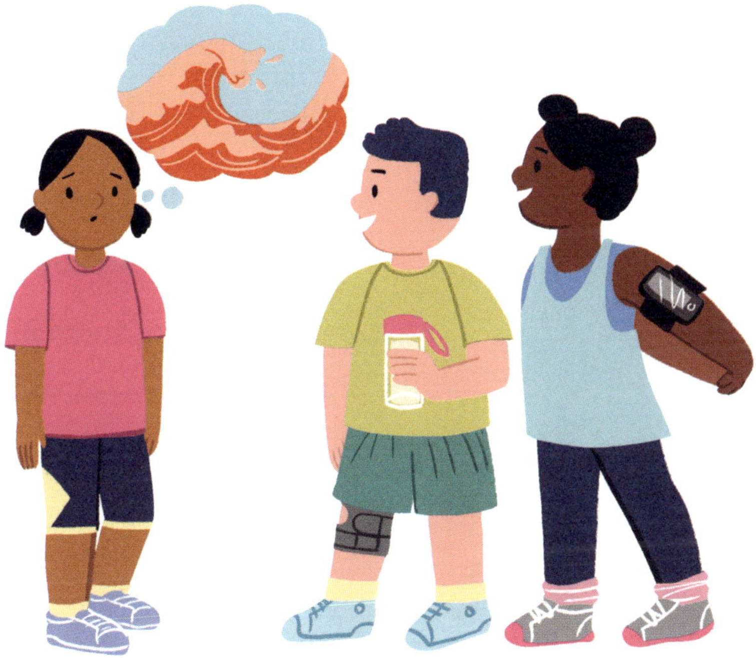

Weil über die Periode nicht gesprochen wurde, sollte auch sonst niemand von ihr erfahren, war damals die Überzeugung. Menstruationsprodukte und -blut hatten in der Öffentlichkeit nichts zu suchen! Deshalb wird sogar heute noch häufig in Werbefilmen für Menstruationsprodukte eine blaue statt einer roten Flüssigkeit verwendet. Aber denke daran: Du musst weder die Tatsache verbergen, dass du deine Periode hast, noch die Menstruationsprodukte verstecken, die du benutzt. Auch sichtbare Blutflecken sind kein Grund, sich zu schämen. Sie lassen sich nicht immer vermeiden, egal welche Produkte du verwendest. Das muss dir nicht unangenehm sein, denn deine regelmäßige Blutung ist natürlich und gesund.

Werbebotschaften: Ein Zeitstrahl

Du wirst überrascht sein, wie viele Spuren alter Mythen sich nach wie vor in den Köpfen der Menschen halten. Kein Wunder – sieh dir nur auf den nächsten Seiten an, wie Menstruationsprodukte beworben wurden und noch immer werden. Diese Werbung gibt es zwar erst seit ungefähr hundert Jahren, aber sie ist für viele der Tabus und Stigmas rund um die Periode verantwortlich.

vor 1920

Die meisten Menschen nähten selbst Binden aus Stoff oder trugen einen roten Unterrock, um ihre Kleidung vor Blutflecken zu schützen. Auch baumwollähnliche Holzwolle und sogar Moos dienten als Einlage für die Unterwäsche. In Katalogen wurde Werbung für Gummischürzen und weite Hosen gemacht. Nach dem Ersten Weltkrieg verkauften einige Hersteller von Verbandmaterial ihre Mullbinden als Einwegprodukte zum Auffangen von Menstruationsblut.

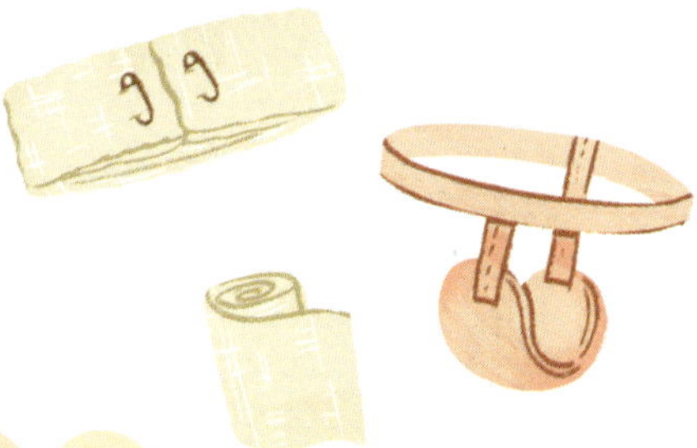

1920er

In der Werbung wurde behauptet, „Hygieneprodukte" seien besser für die Gesundheit und unauffälliger zu verstauen als selbstgemachte Binden. Die Periode wurde als etwas Schmutziges und Peinliches dargestellt. Immer mehr Menschen kauften industriell hergestellte Menstruationsprodukte, weil sie nicht arm oder altmodisch erscheinen wollten. Einige Marken warben mit (angeblichen) ärztlichen Ratschlägen, um besonders überzeugend zu wirken.

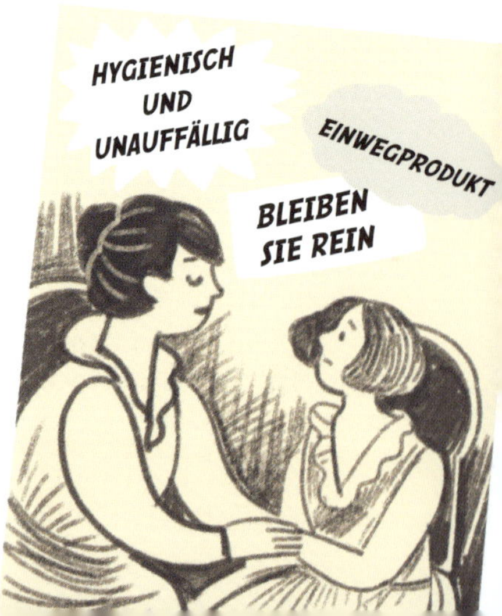
HYGIENISCH UND UNAUFFÄLLIG
EINWEGPRODUKT
BLEIBEN SIE REIN

1930er

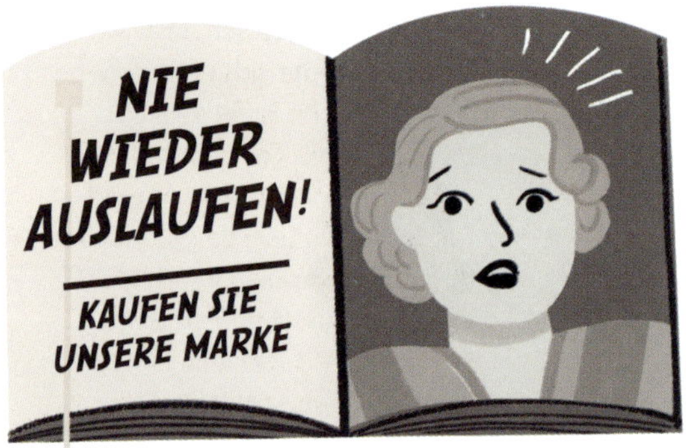
NIE WIEDER AUSLAUFEN!
KAUFEN SIE UNSERE MARKE

Das Auslaufen von Menstruationsblut wurde in der Werbung als absolutes Horrorszenario dargestellt. Die Angst vor sichtbaren Blutflecken wuchs - und mit ihr die Hoffnung, die beworbenen Produkte könnten einen davor bewahren. Den sicheren „Auslaufschutz", den viele Unternehmen versprachen, gibt es heute noch immer nicht!

Erfindungen wie der „Monatsgürtel", der um die Hüfte geschnallt und in den eine Binde eingelegt wurde, gewannen an Beliebtheit. Aufgrund des Zweiten Weltkriegs wurden Menstruationsprodukte häufig mit Kriegsmetaphern wie „Schutzschild" beworben. Über die Periode wurde fast nur noch flüsternd gesprochen, als sei sie ein Militärgeheimnis. Auch nach dem Krieg änderten sich diese Gewohnheiten kaum.

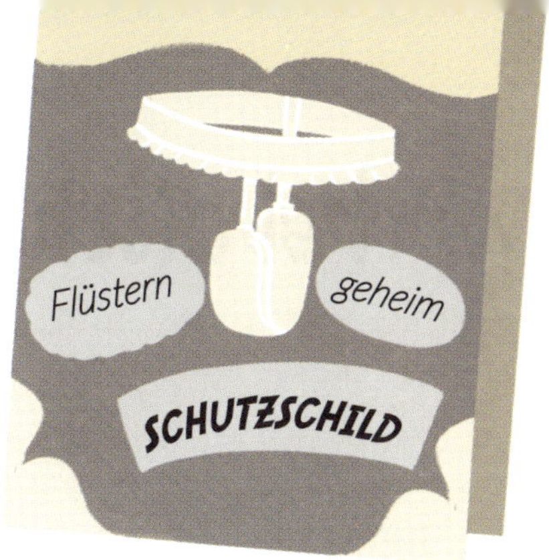

Die Mode änderte sich, aber die Werbung drehte sich noch immer um Hygiene, Auslaufschutz und Heimlichtuerei. Tampons waren auf dem Vormarsch und es wurde für deren Vorteile beim Schwimmen geworben. Die Hersteller kamen auf die Idee, Prospekte und Gratisproben in Schulen zu verteilen, und rührten dort kräftig die Werbetrommel.

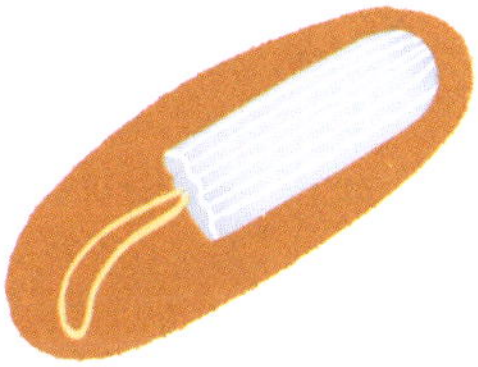

Firmen richteten sich an Jugendliche, denn sie würden noch jahrzehntelang menstruieren (und der eigenen Marke treu bleiben). Anzeigen ähnelten Teenagerzeitschriften.
In Fernsehspots sprachen jugendliche Darstellerinnen über Sport, ihr „Frischegefühl" und neue, duftende Menstruationsprodukte – was die Angst vor angeblich schlechtem Geruch schürte. Selbstklebende Binden kamen auf den Markt und wurden schnell beliebt.

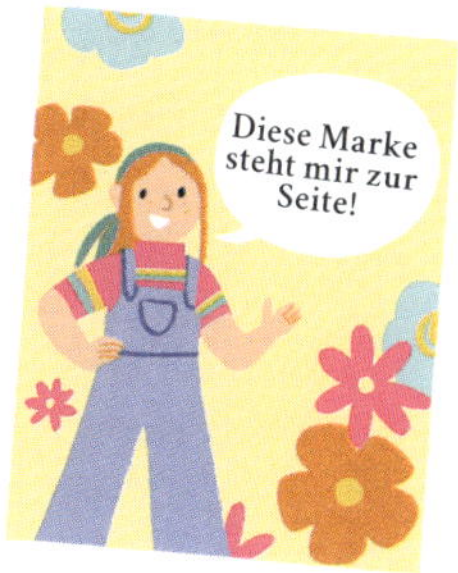

1940er – 1950er – 1960er – 1970er

Viele Firmen verkauften ihre Produkte getarnt als Seifen, damit niemand wusste, was wirklich im Einkaufskorb landete. Außerdem erschien Werbung für Intimwaschlotionen, die dabei helfen sollten, „untenrum" immer „frisch" zu bleiben - als sei die Periode etwas Ekliges! Manche Anzeigen präsentierten lediglich eine Person in einem Ballkleid neben dem Markennamen des Tampons. Damit wollten die Unternehmen andeuten, dass ihre Produkte das Auslaufen von Menstruationsblut angeblich verhinderten und auch kein schickes Outfit durch den Umriss einer Binde „ruiniert" würde.

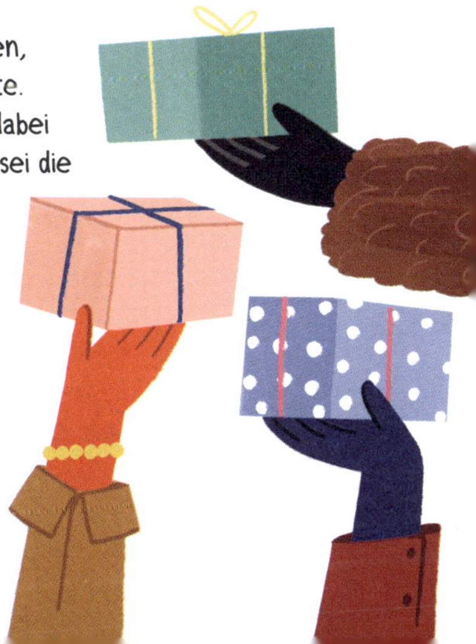

In der Werbung wurde eine blaue Flüssigkeit verwendet und auch die Verpackungen bekamen ein blaues Makeover. In einigen Fernsehspots waren Turnerinnen zu sehen, das Thema Sport rückte also vermehrt in den Vordergrund. Das Wort „Periode" wurde 1985 in den USA zum ersten Mal in einem Werbespot verwendet, die Verpackungen verrieten jedoch noch immer kaum etwas über ihren Inhalt. Einige Tampons durften nicht mehr verkauft werden, da sie mit dem Toxischen Schocksyndrom in Verbindung standen.

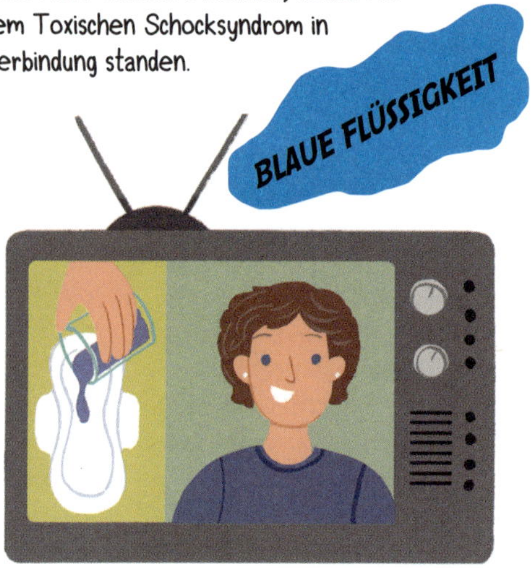

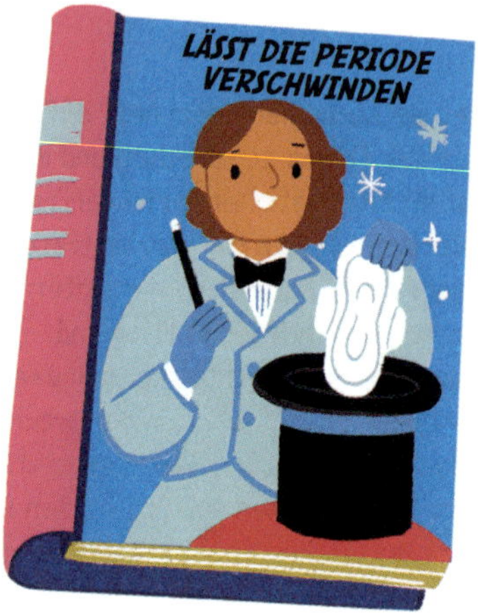

In der Werbung und im Schulunterricht änderte sich kaum etwas, es blieb bei viel Geheimniskrämerei. Einige Slogans zielten auf Selbstermächtigung ab, wirkten aber eher bevormundend, und manche Fernsehspots zeigten wieder Tampons in Tarnkleidung. Websites und Apps tauchten auf, die zwar informativ daherkamen, aber von Produktherstellern entwickelt und letztlich nur gut vermarktete Werbung waren. Es gab noch immer viel blaue Flüssigkeit, dafür wurden die Werbung, die Produkte und die Verpackungen pink. Zum Glück kamen wiederverwendbare Produkte als Alternative zu Einwegprodukten auf den Markt.

1980er — 1990er — 2000er

In den meisten Teenagerzeitschriften wurde die Periode als etwas Unangenehmes dargestellt. Unternehmen versprachen „den ultimativen Auslaufschutz". Sie behaupteten, „zu wissen, wie du dich fühlst", machten zugleich deutlich, die Periode und Menstruationsprodukte seien peinliche Themen - vor allem in der Gegenwart von cis Jungen und Männern! Werbung ermunterte dazu, Tampons zu verstecken oder zu tarnen. Dünne Binden mit Flügeln wurden beliebt. In vielen Schulen bestand die Aufklärung weiterhin aus Werbeflyern und Produktproben, die in reinen „Mädchengruppen" ausgeteilt wurden.

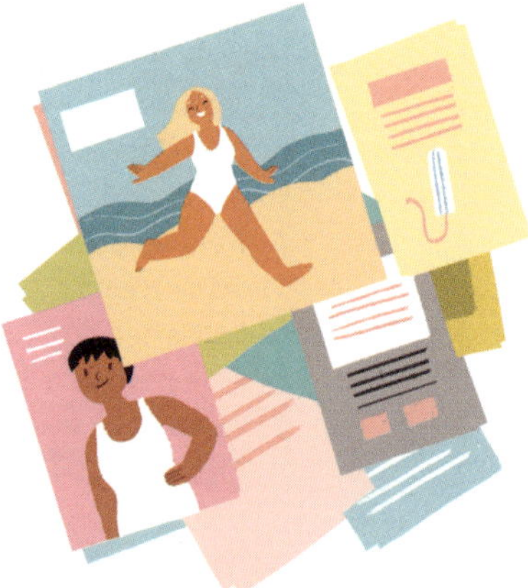

Weil die Menschen begannen, offener über das Thema zu sprechen und die Flut an Informationen zu hinterfragen, änderten sich auch die Werbestrategien einiger Unternehmen. Sie machten sich nun über sich selbst lustig und engagierten „Aktivist*innen", um ihren früheren Botschaften zu widersprechen. Menstruationstassen, Stoffbinden und Periodenslips kamen auf und wurden mit witzigen, tabubrechenden Kampagnen beworben. Die Werbung für Mehrwegprodukte war oft ehrlicher als die für Einwegprodukte – und kam ganz ohne blaue Flüssigkeit aus! Schließlich begann ein Hersteller von Einwegbinden, rote Flüssigkeit zu verwenden.

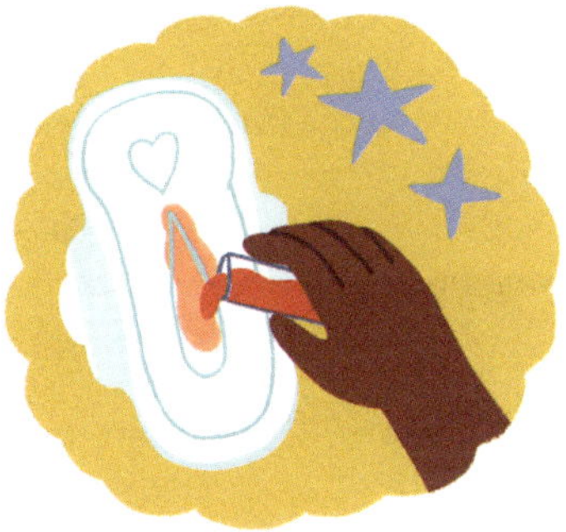

2010er

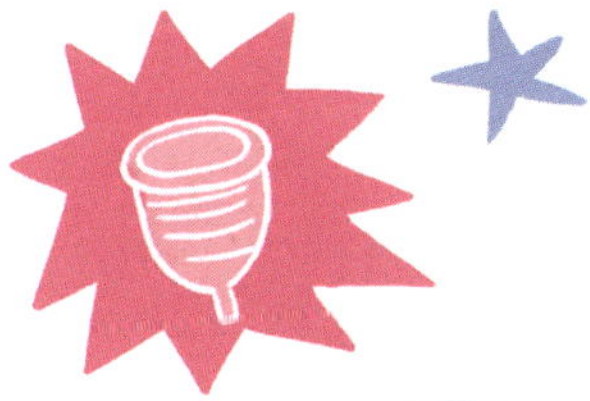

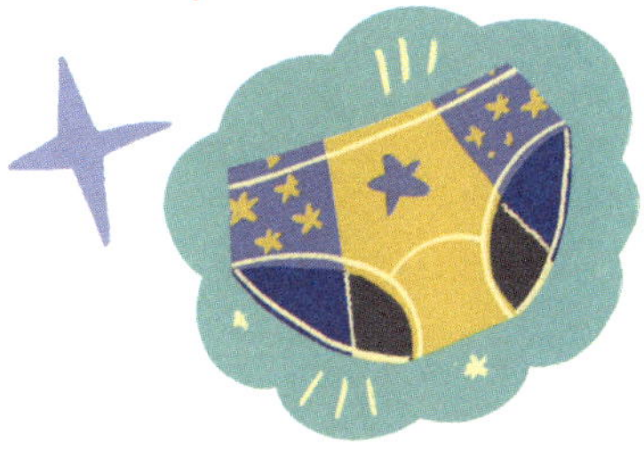

Die Zukunft!

Viele Aktivist*innen kämpften jahrzehntelang, bis Menstruationsprodukte sicherer gestaltet sowie nachhaltiger und ethischer beworben wurden – und das Tabu anfing zu bröckeln. Immer mehr Menschen verstehen, wie wichtig es ist, über die Periode zu sprechen, auch (und vor allem!), wenn sie Probleme bereitet. Doch für viele bleibt das Thema Menstruation ein unangenehmes – und die Gesellschaft trägt dazu bei. Wie soll es weitergehen? Hier sind meine Wünsche für das nächste Jahrzehnt:

• Regierungen ändern ihre Gesetze, sodass Unternehmen mehr Verantwortung für ihre Produkte und Werbetechniken übernehmen müssen und sie nicht mehr die Politik oder den Unterricht beeinflussen.

• Schulen erhalten finanzielle Hilfe, damit sie Lehrkräfte weiterbilden und modernen Sexualkundeunterricht anbieten können, in dem auch Themen wie Menstruation, Nachhaltigkeit und Medienkompetenz ausfuhrlich behandelt werden.

• Unternehmen hören auf ihre Kundschaft und gestalten ihre Produkte und Werbung nützlicher, inklusiver und zieltreffender.

• Alle Menschen bilden sich zum Thema Menstruation weiter und teilen ihr Wissen, ob sie nun selbst menstruieren oder nicht!

Einkaufen und Tabus brechen

Obwohl sich einiges geändert hat, stecken in der Vermarktung von Menstruationsprodukten nach wie vor alte Mythen über die Periode. Tarnen die Hersteller die Produkte, verwenden sie unauffällige Verpackungen oder flüstern sie Worte wie „Geheimnis“ oder „diskret“? Das ist ein Zeichen dafür, dass sie ihre Artikel im Kontext von Scham verkaufen wollen. Wenn du Worte wie „sauber“, „hygienisch“ oder „geschützt“ hörst, das Blut nur als „Flüssigkeit“ oder „Feuchtigkeit“ bezeichnet oder dir versprochen wird, dass nichts ausläuft, vermitteln sie dir, die Periode sei etwas Schmutziges und Blut gruselig.

Es ist nicht in Ordnung, Kund*innen mit Scham und Tabus gewinnen zu wollen. Außer dir kann niemand entscheiden, wie du zur Menstruation stehst! Hier sind einige Tipps, wie du diese Tabus aufspüren kannst.

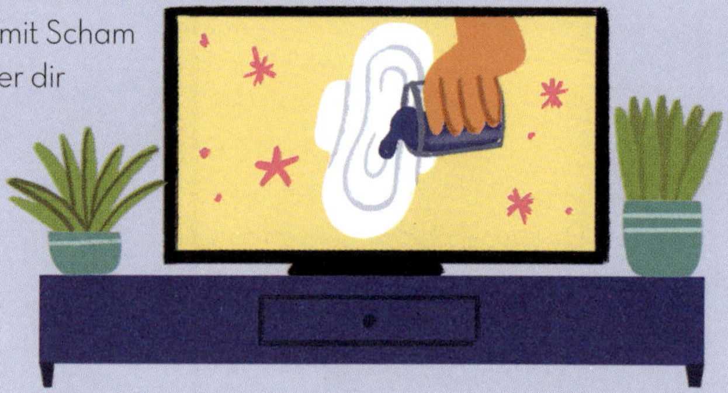

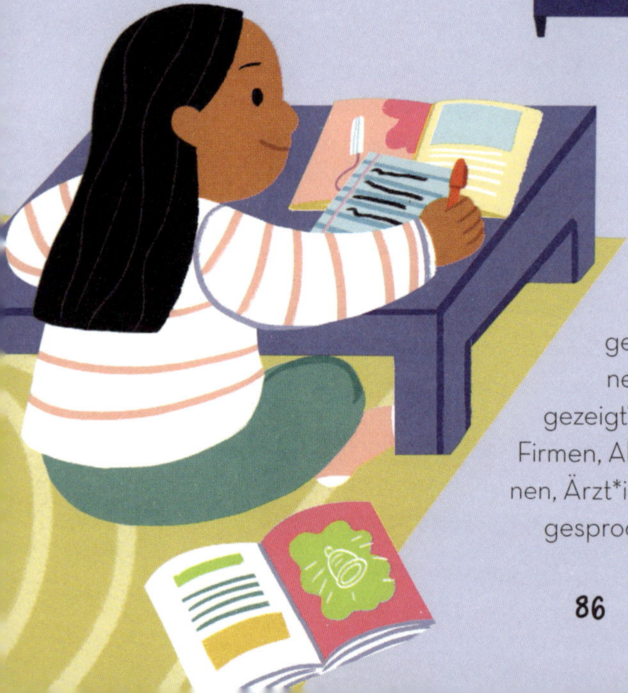

Führe ein Medien-Tagebuch

Achte darauf, wie Menstruation in Filmen und Serien, in der Werbung, auf Schildern, in den Nachrichten und im Internet behandelt wird. Warum wird in den Nachrichten über Menstruation gesprochen? Wird sie positiv, negativ oder neutral dargestellt? Welche Bilder werden gezeigt? Wer wird erwähnt? Vielleicht wird über Firmen, Aktivist*innen, Berühmtheiten, Politiker*innen, Ärzt*innen, Lehrkräfte, Eltern und Forschende gesprochen. Es ist kein Zufall, wer erwähnt wird.

Vergleiche Werbung und Verpackungen

Gehe in den Laden und sieh dir die Verpackungsdesigns an. Welches Design ist ehrlich? Achte auf Tabu-Worte! Stehen nützliche Informationen über den Inhalt, die Anwendung und die Materialien auf der Verpackung?

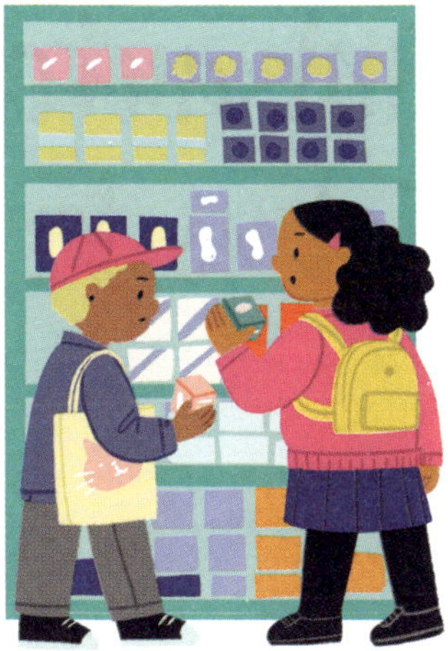

Nimm eine Vertrauensperson mit

Frage Freund*innen oder jemanden aus deiner Familie, ob sie mit dir Menstruationsprodukte anschauen wollen. Es ist toll, mit jemandem diskutieren zu können und herauszufinden, ob ihr die gleiche Meinung zu den Produkten habt.

Vergleiche wiederverwendbare Produkte

Lies dir Bewertungen von den Firmen durch, die wiederverwendbare Produkte herstellen. Schau nach, welche von ihnen positive Bewertungen haben und guten Service bieten. Du kannst auch Preise vergleichen und ausrechnen, wie oft du ein wiederverwendbares Produkt benutzen müsstest, um weniger Geld auszugeben, als du sonst in Einwegprodukte investieren würdest.

Sag deine Meinung

Es kommen häufig neue Produkte heraus. Informiere dich regelmäßig, damit du nichts verpasst. Wenn du weißt, wo jungen Menschen kostenlose Menstruationsprodukte angeboten werden, oder wenn jemand die Produkte für dich kauft, sage diesen Leuten genau, welche du gerne hättest. Du darfst selbst entscheiden, was du verwendest.

Erfinde dein eigenes Menstruationsprodukt

Vielleicht kannst du jemanden in deiner Schule oder an einer Universität darum bitten, mit dir an einem Prototyp zu arbeiten! Entwirf eine Verpackung und eine Werbung für dein Produkt, die Tabus aufbrechen. Denke dir Witze aus und gestalte ein lustiges Produkt!

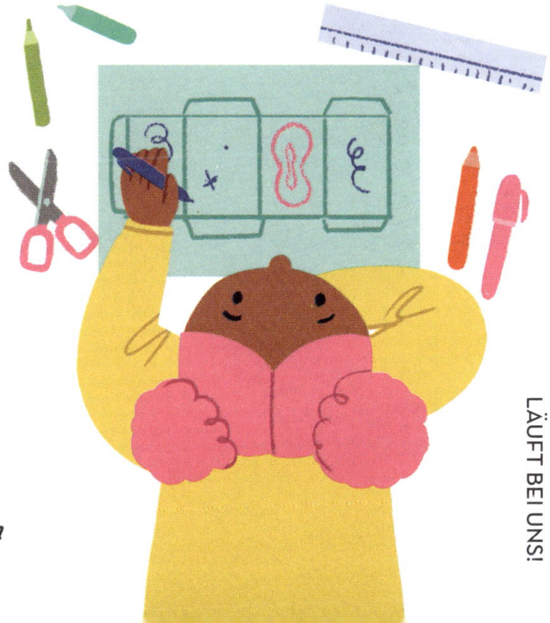

Über die Periode sprechen

Wie war es für dich, als du zum ersten Mal von der Periode und der Pubertät gehört hast? Viele erfahren von Freund*innen oder Familienmitgliedern davon oder sehen in einem Film oder der Werbung etwas dazu. Waren die Menschen, die dir etwas zur Periode erzählt haben, selbstbewusst und gut informiert? Wie gerne sprichst du selbst darüber? Auf den folgenden Seiten findest du Hinweise, wie du ein Gespräch beginnen und führen kannst.

Muss das sein?

Die Periode ist etwas Privates, dennoch solltest du kein Geheimnis daraus machen und dir das auch von niemandem einreden lassen. Wenn du dein Wissen und deine Erfahrungen teilst, kannst du anderen vielleicht helfen. Behältst du deine Sorgen hingegen für dich, werden sie immer größer. Je mehr du mit anderen teilst, desto selbstbewusster wirst du.

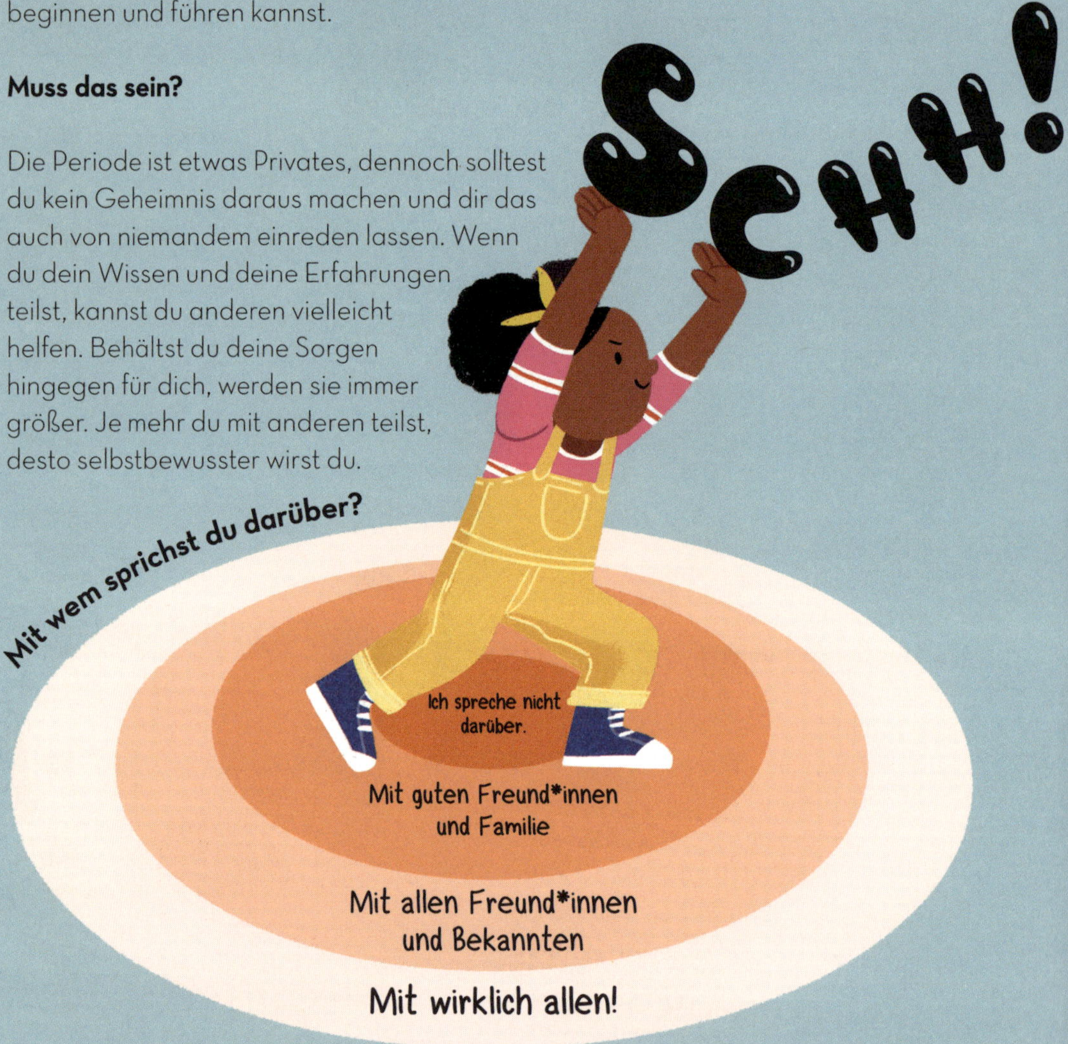
SCHH!
Mit wem sprichst du darüber?
Ich spreche nicht darüber.
Mit guten Freund*innen und Familie
Mit allen Freund*innen und Bekannten
Mit wirklich allen!

Inklusion

Die Informationen in diesem Buch richten sich auch an Menschen, die keine Periode haben. Wie wir zur Menstruation stehen, wird durch unsere Erfahrungen und unseren Charakter geprägt. Je mehr wir darüber wissen, desto leichter können wir uns darum kümmern. Wenn die Leute, die vor Jahren für Gesetze und Werbung verantwortlich waren, genauso viel gewusst hätten wie du, wäre das Thema beliebter! Deshalb ist es wichtig, dass alle darüber sprechen. Einige mögen die Periode vielleicht nicht, und nicht jeder Mensch bekommt sie. Dennoch sollten Unterschiede besprochen und gefeiert werden – auch, wenn das Thema nicht für alle angenehm ist.

Witze machen

Du musst nichts beschönigen, kannst aber trotzdem ehrlich über die Periode sprechen oder ihr Spitznamen geben. Dadurch wird sie zu deiner Freundin, nicht zu deiner Feindin. Achte darauf, dass du weder vor dir noch vor anderen versteckst, was mit dir passiert. Außerdem machen Menstruationswitze Spaß. Vielleicht kennst du die Witze in diesem Absatz? Was ist rot und fliegt durch die Luft? Die Binde Maja! Ich kann mich kaum *zurückhalten*, wenn es so richtig *läuft*. Gemerkt? Es ist toll, über die Periode zu lachen, und Witze sind ein idealer Eisbrecher.

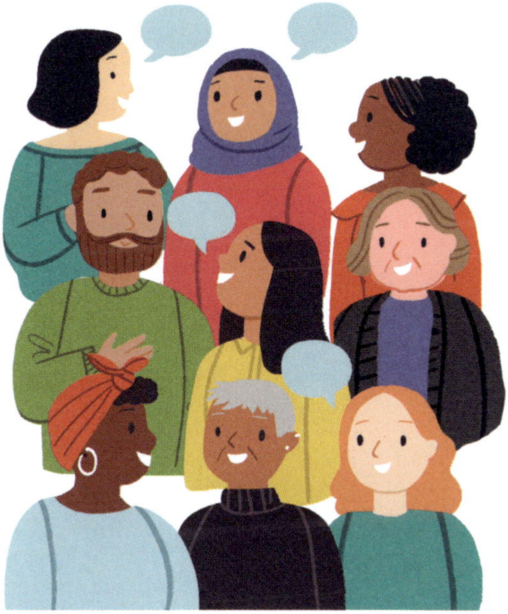

Verwende den Begriff „Menstruation" selbstbewusst

Vor dem Wort „Menstruation" brauchst du keine Scheu zu haben. Es wird auf der ganzen Welt verwendet, Mediziner*innen verstehen es, es ist nützlich und deutlich. Und das gilt nicht nur in Gesprächen mit Fachpersonal oder Erwachsenen. Ich habe mich von den Worten „Frauenhygiene" und „Hygieneprodukte" verabschiedet und sage stattdessen „Menstruationsprodukte". Damit fühle ich mich viel besser. Wenn du die Dinge benennst, die in deinem Körper passieren, wirst du selbstbewusster im Umgang damit. Und es zeigt anderen, wie sie über die Periode sprechen können, auch wenn sie gar nicht menstruieren.

In der Schule

Du gehst das Thema Periode jetzt vielleicht positiver an, aber anderen geht das nicht unbedingt so – noch nicht! Wie kannst du eine Atmosphäre schaffen, in denen alle mehr darüber lernen und sich selbstbewusst darum kümmern können, ohne dass Tabus und Vorurteile sie verunsichern? Hier findest du einige Schritte, mit denen du die Welt zu einem periodenfreundlichen Ort machen kannst.

Deine Schule

Wie geht deine Schule mit dem Thema Periode um? Darfst du während des Unterrichts auf die Toilette gehen? Erhaltet ihr im Unterricht Informationen dazu? Bekommen alle Menschen, unabhängig vom Geschlecht, diese Informationen? Sind deine Lehrkräfte qualifiziert, um darüber zu sprechen? Vertraust du ihnen bei dem Thema? Sprechen sie über wiederverwendbare Produkte und Nachhaltigkeit? Benutzen sie Firmennamen und Logos? Werden alle Geschlechter, alle Körper, mit und ohne Behinderung, und alle Kulturen angesprochen?

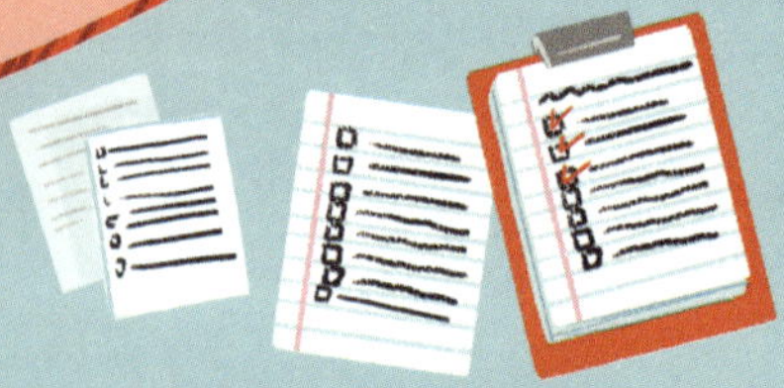

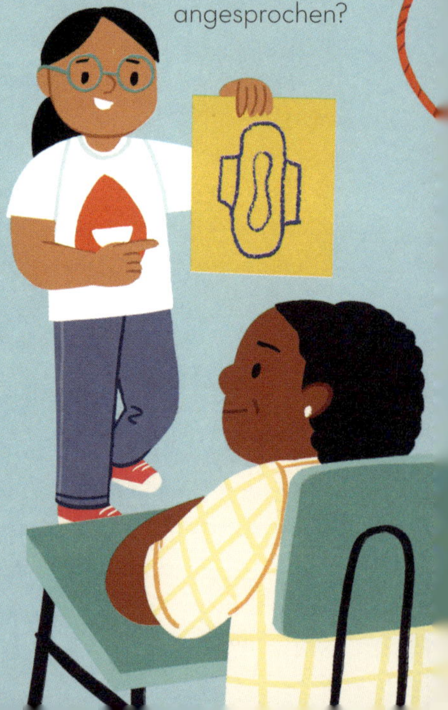

Erstelle eine Liste der Dinge, die deine Schule (oder dein Verein oder dein Team) besser machen könnte, und suche dir Hilfe bei Expert*innen, damit du den Stein ins Rollen bringen kannst. Du kannst die Lehrkräfte darauf ansprechen, dass du mehr über wiederverwendbare Produkte erfahren möchtest, oder sie darum bitten, mehrere Seiten zu beleuchten – zum Beispiel, indem sie darüber sprechen, wie du selbst Binden herstellen kannst, oder über Verpackungen und Technologien aufklären.

Meine Geschichte

Ich habe einmal solch eine Liste erstellt. Dabei ist mir aufgefallen, dass alle Broschüren oder Bücher zum Thema Periode traurige Kinder zeigten und Worte wie „leiden" oder „regeln" verwendeten, anstatt „kümmern" zu sagen. Ich habe gefragt, ob sie das ändern könnten, und blieb hartnäckig. Mittlerweile wurden die Begriffe sogar im Lehrplan von England angepasst.

Positivität ist ansteckend!

Frage nach, ob du einen Vortrag in deiner Klasse, deinem Team oder deiner Gruppe halten darfst. Entwirf ein Quiz, bringe den anderen den Menstruationsprodukte-Tanz bei oder plane eine ganze Stunde, in der du dein Wissen weitergibst. Wenn es gut läuft, kannst du deine Notizen mit anderen teilen, damit sie den Vortrag in ihren Klassen oder Gruppen halten können!

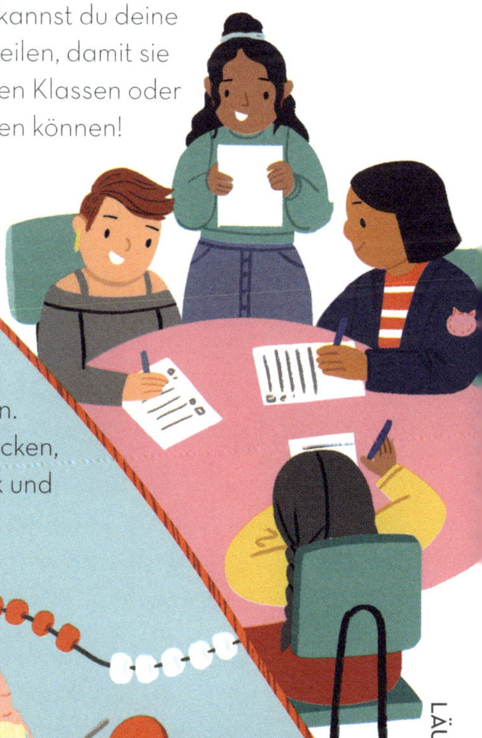

Bastel-Aktivismus

Wenn du basteln und Aktivismus miteinander kombinierst, heißt das Bastel-Aktivismus! Wenn du stricken, backen oder häkeln kannst, kannst du Bastel-Aktivist*in werden! Häkele einen Uterus oder backe Vulva-Cupcakes. Bastele aus Perlen und einem Gummiband ein Periodenarmband. Dabei kannst du die verschiedenen Zyklusphasen mit unterschiedlichen Farben darstellen. Ich nehme den Menschen gerne die Angst vor Blutflecken, indem ich aus grellroten Flecken Abzeichen, Schmuck und Sticker fertige. Das kannst du auch!

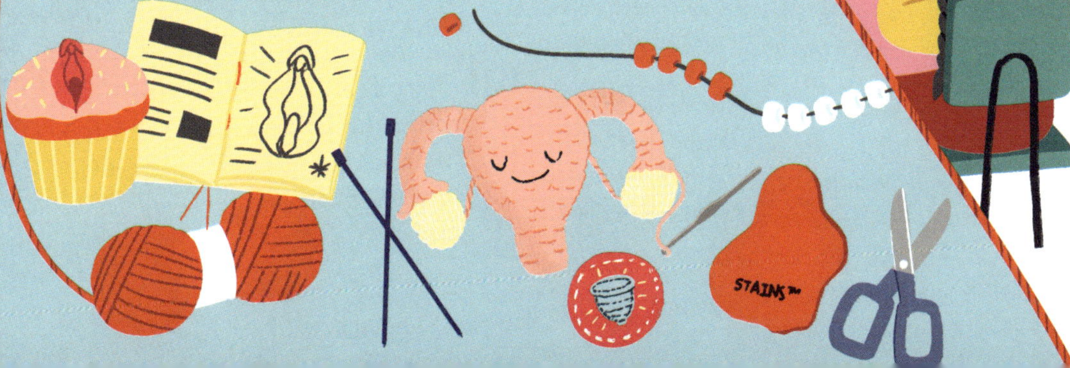

Werde Teil der Periodenpositivität

Ich erfand den Begriff „Periode positivity“ (Periodenpositivität) im Jahr 2006 und seitdem hat er sich wie ein großer, freundlicher Blutfleck überall auf der Welt ausgebreitet. Folgende Stichpunkte helfen dir und anderen dabei, mit Menstruationstabus fair, positiv und respektvoll aufzuräumen.

1. Sage „Menstruationsprodukt" anstelle von „Hygieneprodukt" oder „Frauenhygiene". Wir brauchen keine Begriffe, die dir den Eindruck vermitteln, die Periode sei etwas Schmutziges, oder dich glauben lassen, du müsstest bestimmte Charaktereigenschaften haben, um sie benutzen zu dürfen.
2. Schließe niemanden aus, wenn du über die Periode sprichst. Alle Menschen sollen dazulernen dürfen.
3. Finde heraus, wie du wiederverwendbare Menstruationsprodukte benutzt, und mache es dir zum Ziel, keine Einwegprodukte mehr zu verwenden. Erzähle anderen, warum du das tust.
4. Erinnere dich (und andere) immer wieder daran, wie die Menstruation sich im Laufe eines Lebens verändern kann – von der Menarche bis zur Menopause.
5. Schau nach, ob bei dir zu Hause, in der Schule oder an anderen Orten alles vorhanden ist, was ein menstruierender Mensch braucht. Sprich das Problem an, wenn das nicht so ist.
6. Lies mehr über das Fortpflanzungssystem, sodass du weißt, wie dein Körper funktioniert, wenn er gesund ist, und du erkennen kannst, wenn etwas schiefläuft.
7. Setze dich für die Rechte der Menschen ein, die sich wegen ihrer Periode Sorgen machen müssen, weil sie in anderen Aspekten ihres Lebens diskriminiert werden.
8. Bildung, Training und freie Wahl machen es Menschen einfacher, sich um ihre Periode zu kümmern.
9. Nimm Kontakt zu Firmen auf, die in ihrer Werbung Vorurteile, Angst oder Tabus verbreiten.
10. Wenn du ein Perioden-Kunstwerk gesehen hast, das du mit anderen teilen möchtest, gib immer an, wer der Künstler oder die Künstlerin ist.
11. Wenn du etwas über die Periode herausfindest, das du mit anderen teilen möchtest, überprüfe, ob die Quelle vertrauenswürdig ist.

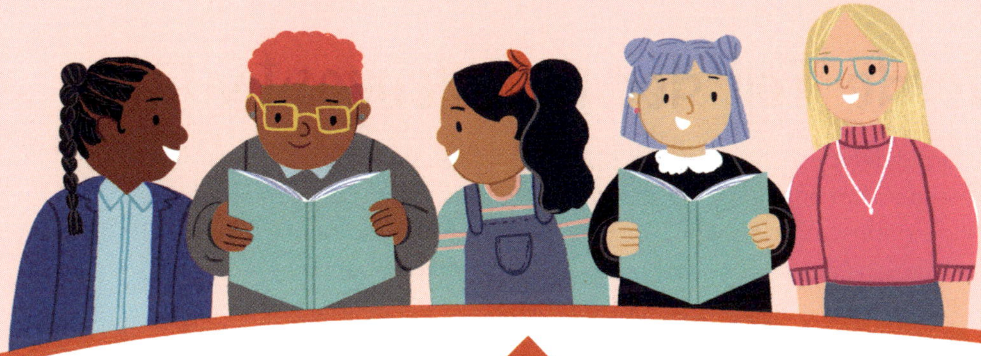

12. Wenn Firmen mit Schulen oder gemeinnützigen Organisationen zusammenarbeiten, versuche, den Grund herauszufinden. Wollen sie Werbung für sich machen oder den Leuten zuhören und ihnen helfen?

13. Wenn du merkst, dass jemand in einem Gespräch über die Periode falsche Informationen verbreitet, kannst du die Person verbessern. Aber warte, bis ihr unter euch seid, damit es ihr nicht peinlich ist.

14. Vergiss nicht, dass es immer noch eine Menge über dieses Thema zu lernen und zu erforschen gibt.

15. Schäme dich nie für deinen Körper, die Pubertät oder die Periode.

16. Hinterfrage Aussagen in der Werbung, in Filmen, online, in Büchern oder in anderen Medien stets kritisch - besonders, wenn das Thema Periode negativ dargestellt wird.

17. Sei stolz darauf, wenn du das Wort „Menstruation" in Gesprächen verwendest. Vermeide negative Umschreibungen oder geheimnisvolle Gesten, wenn du „Menstruation" meinst.

18. Vergleiche deine Erfahrungen mit denen deiner Freund*innen oder Verwandten und gehe zu Ärzt*innen, wenn etwas komisch ist.

19. Denke immer daran, dass alle über Menstruation sprechen können - egal, wie alt die Person ist, woher sie kommt, welches Geschlecht, welche Sexualität, ob sie eine Behinderung oder welchen kulturellen Hintergrund sie hat. Gib denen, die eigene Erfahrungen mit dem Thema gemacht haben, Raum, um für sich zu sprechen. Wenn du selbst Erfahrungen gemacht hast, die du mit anderen teilen kannst, dann trau dich, darüber zu sprechen.

20. Stelle Fragen und sei offen für neue Sichtweisen auf die Menstruation.

Nur Mut!

Dieses Buch hat dir gezeigt, wie du mit dem Thema Periode umgehen kannst. Wie viel wusstest du schon, bevor du mit dem Lesen begonnen hast? Schön, dass du dir die Zeit genommen hast, mehr über deine Periode zu erfahren! Das Buch ist hier zu Ende, aber es gibt noch so viel mehr darüber zu lernen. Von jetzt an kannst du dein Wissen teilen und vor allem ganz viele Fragen stellen!

Je mehr wir über die Periode wissen und je mehr wir darüber sprechen, desto weniger Menstruationstabus wird es in unserer Gesellschaft geben. Dir fallen bestimmt schon viele Leute ein, die jetzt etwas von dir lernen können. Du darfst alles, was du in diesem Buch gelesen hast, mit anderen teilen. Dabei kannst du auch kreativ werden. Jetzt, wo du all das Menstruationswissen hast, bist du an der Reihe!

Vergiss die Vergangenheit nicht

Als ich mir vor einigen Jahren zum ersten Mal Gedanken über Menstruationstabus machte, fragte ich meine Mutter, meine Oma, meine Schwester und meine beste Freundin nach ihren Erfahrungen. Einige wollen vielleicht nicht interviewt werden, aber wenn du nicht fragst, können sie auch nicht Ja sagen. Alle Menschen haben eine Periodengeschichte – unabhängig davon, ob die Person menstruiert oder nicht. Wir haben schließlich alle einmal in einem Uterus gelebt!

Du kannst deine Fragen aus den Kapiteln dieses Buches ableiten. Frage die Leute, wie sie etwas über die Menstruation erfahren haben, was sie jetzt davon halten und was sie sich für die Zukunft wünschen. Möchtest du das Interview festhalten? Du könntest einen Comic daraus machen oder ein Video drehen.

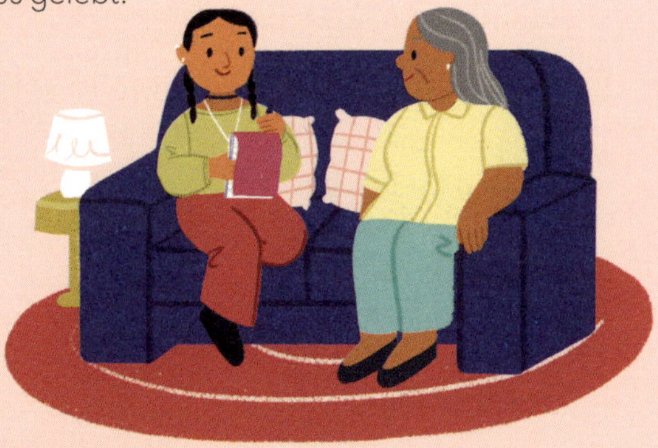

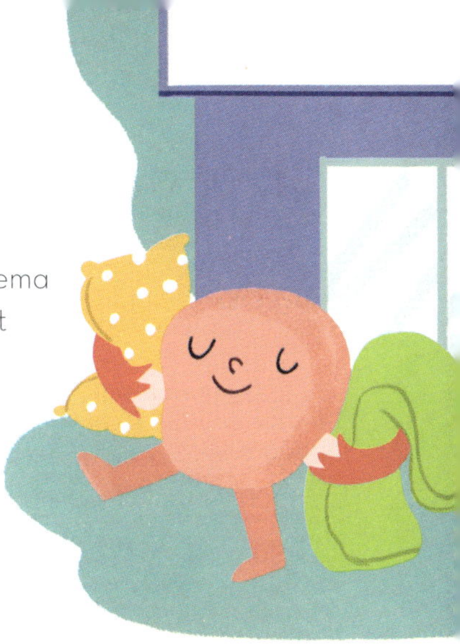

Die Zukunft im Blick

Bereite dich auf Fragen von jüngeren Freund*innen oder Familienmitgliedern vor. Überlege dir, wie du ihnen das Thema Periode erklären kannst. Du könntest ihnen sagen, das Blut sei wie ein Kissen und eine Decke, mit dem der Uterus das ungeborene Kind beschützt. Warum bestehen dieses Kissen und diese Decke aus Blut? Weil ein Uterus keine Bettwäsche kaufen kann! Blut ist weich und warm. Der Körper stellt jeden Tag etwas davon her, also warum nicht auch für den Uterus?

Jetzt bist du dran

Vielleicht werden wir nie alles über die Periode wissen, aber wir lernen stets dazu. In diesem Buch steht alles, was ich bis jetzt gelernt habe. Ich werde mehr darüber herausfinden und weiter darüber reden – genau wie du hoffentlich auch. Jetzt kannst du erst richtig loslegen und erkennen, wie positiv die Periode sein kann. Das wird toll!

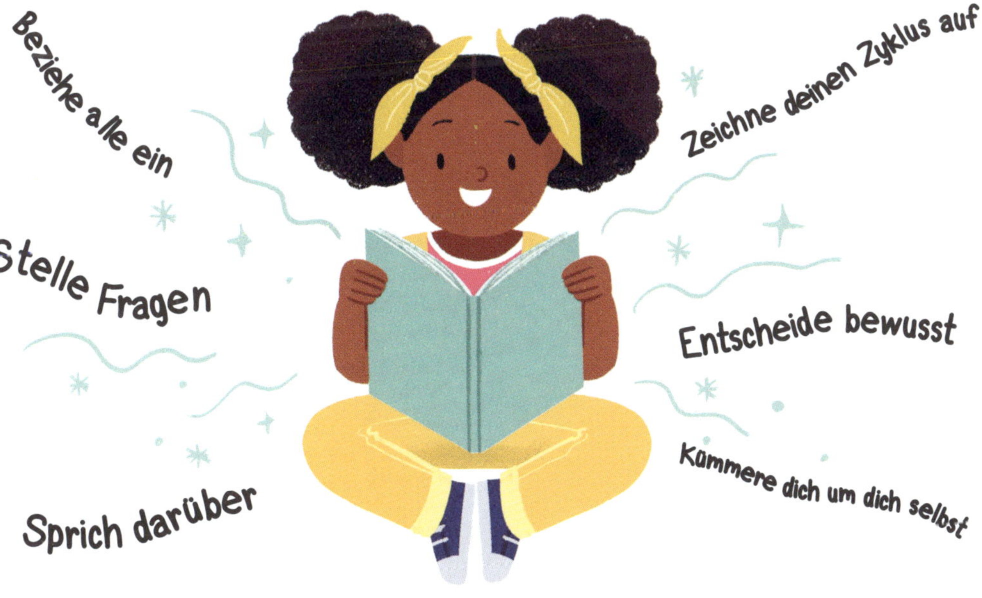
Beziehe alle ein
Zeichne deinen Zyklus auf
Stelle Fragen
Entscheide bewusst
Sprich darüber
Kümmere dich um dich selbst

Glossar

Aberglaube Eine Überzeugung, die nicht auf Fakten basiert, aber dennoch von einigen Menschen geteilt wird.

Applikator (Einführhilfe) Ein kleines, zweiteiliges Röhrchen, mit dem ein Tampon tief in die Vagina eingeführt wird.

Anus (After) Durch diese Körperöffnung verlässt der Stuhlgang den Darm.

Ausfluss Klare, milchig-weiße oder leicht gelbliche Sekrete, die in der Zervix und Vagina gebildet werden und aus der Vaginalöffnung in den Bereich der Vulva austreten. Ausfluss ist fast immer gesund und ganz natürlich. Verändert er seine Farbe oder riecht er übel, kann das auf eine Krankheit hinweisen.

Bakterien Kleinstlebewesen, die in anderen Lebewesen leben und sich dort vermehren. Viele sind nützlich, einige können Krankheiten verursachen.

Band Ein Strang aus kräftigem Bindegewebe, der Knochen miteinander verbindet sowie Muskeln und Organe stützt.

Becken Der Bereich zwischen Bauch und Beinen, in dem die Fortpflanzungsorgane liegen.

Beckenbodenmuskulatur Die Muskeln im unteren Teil des Beckens. Sie sichern die Position von Becken- und Bauchorganen wie Harnblase, Uterus und Darm.

Binde Ein Einweg- oder Mehrwegprodukt aus mehreren saugfähigen und feuchtigkeitsabführenden Lagen, das in der Unterhose getragen wird, um Menstruationsblut aufzufangen.

Damm Der empfindliche Bereich zwischen Vulva und Anus.

Drüsen Organe, die Sekrete produzieren und diese ins Körperinnere oder an die Haut und Schleimhäute abgeben.

Eierstöcke (Ovarien) Zwei Drüsen, in denen Eizellen heranreifen und die über die Eileiter mit dem Uterus verbunden sind.

Eileiter Verbindung zwischen Eierstock und Uterus. Durch ihn gelangt eine Eizelle zum Uterus.

Einwegprodukt Ein Produkt, das nur einmal benutzt und danach weggeworfen wird.

Eizelle Eine Zellart, die in den Follikeln der Eierstöcke heranreift und sich im Uterus zu einem Baby entwickeln kann, wenn sie durch eine Samenzelle befruchtet wird.

Endometrium Die Schleimhaut, die das Innere des Uterus auskleidet.

Erregung Ein aufgeregtes Gefühl, das häufig mit Lust auf sexuelle Handlungen einhergeht.

Estrogen (Östrogen) Eines der Hormone, die den Menstruationszyklus steuern. Estrogen ist für die Reifung von Eizellen in den Follikeln verantwortlich.

Euphemismus Ein beschönigender Ausdruck, den Menschen verwenden, um einen anderen zu ersetzen, mit dem sie sich unwohl fühlen oder von dem sie befürchten, er könnte anderen unangenehm sein.

Fruchtbarkeit Die Fähigkeit, Kinder zu zeugen und auszutragen.

Follikel Kleine Bläschen in den Eierstöcken, in denen die Eizellen heranreifen.

Fortpflanzungssystem Alle Körperteile, die an der Zeugung und Austragung von Babys beteiligt sind.

Genitalien Die inneren und äußeren Fortpflanzungsorgane.

Genitalhaare (Genitalbehaarung) Die Haare im Bereich der äußeren Genitalien. Sie können auch auf den Innenseiten der Oberschenkel, im Analbereich und in Richtung Bauch wachsen.

Geschlechtsdysphorie Dysphorie ist ein Gefühl von körperlichem oder sozialem Unwohlsein. Manche nichtbinäre oder trans Personen empfinden Dysphorie, wenn ihre Umwelt sie in einem falschen Geschlecht wahrnimmt oder ihre eigenen Vorstellungen von ihrem Geschlecht nicht zu ihrem Aussehen, Verhalten und Sein passen.

Harnröhre Eine Art dünner Schlauch, der den Urin (Harn) von der Blase aus dem Körper leitet.

HPV (Humanes Papillomvirus) Eine Familie von häufig übertragenen Viren, die Genitalwarzen und einige Krebsarten verursachen können.

Hormone Körpereigene chemische Stoffe, die verschiedene biologische Funktionen steuern.

Impfung Bei einer Impfung wird ein Impfstoff verabreicht, der vor einer bestimmten Krankheit schützen soll, indem er das Immunsystem dazu anregt, eine passende Abwehr zu entwickeln.

Immunsystem Das körpereigene Abwehrsystem, das Krankheiten verhindert und bekämpft.

Klitoris Ein empfindliches Sexualorgan, das bei Berührung für angenehme Gefühle sorgen und Orgasmen hervorrufen kann. Sie beginnt im oberen Bereich der Vulva und erstreckt sich unter der Haut entlang der Vulvalippen und um die Harnröhre und die Vagina.

Klitoriseichel Der oberste, besonders empfindliche Teil der Klitoris, der von der Klitorisvorhaut bedeckt wird.

Klitorisvorhaut Eine Hautfalte der Vulva, die die Klitoriseichel vor unabsichtlichen Berührungen schützt.

Krämpfe Schmerzen, die durch sich anspannende Muskeln verursacht werden. Menstruationskrämpfe entstehen, weil der Uterus sich zusammenzieht, um die Uterusschleimhaut abzustoßen.

Labia Die inneren und äußeren Vulvalippen.

Medienkompetenz Die Fähigkeit, Inhalte und Aussagen verschiedener Medienbotschaften zu verstehen, zum Beispiel Werbung.

Mehrwegprodukt Ein Produkt, das mehrmals verwendet werden kann und nicht nach einmaligem Gebrauch weggeworfen werden muss.

Menarche Die erste Menstruationsblutung in einem Leben.

Menopause Die letzte Menstruationsblutung in einem Leben.

Menstruationsprodukt Ein Produkt, das in der Vagina (innerlich) oder in der Unterhose (äußerlich) getragen wird, um Menstruationsblut aufzufangen.

Menstruationstasse Ein kleiner Silikonbecher, der in die Vagina eingeführt wird, um Menstruationsblut aufzufangen.

Menstruationszyklus Die vier sich wiederholende Phasen der Menstruation von fruchtbaren Menschen mit Uterus.

Nachhaltigkeit Eine Strategie oder Lebensweise, bei der Ressourcen so verwaltet oder genutzt werden, dass sie geschützt statt aufgebraucht werden.

Organ Ein Körperteil, das eine bestimmte Aufgabe erfüllt, zum Beispiel das Herz oder die Haut.

Organisch Von Lebewesen stammend oder mit ihnen in Verbindung stehend. Das Wort kann auch ein Produkt beschreiben, das ohne chemische Zusätze hergestellt wird.

Orgasmus (Höhepunkt) Ein aufregendes, intensives und befriedigendes Gefühl, das bei sexuellen Handlungen eintreten kann.

Ovulation (Eisprung) Der Moment, an dem eine Eizelle den Follikel verlässt.

Periodenunterwäsche/-slip Eine waschbare und wiederverwendbare Unterhose mit mehreren Lagen zum Auffangen von Menstruationsblut.

Pubertät Der Zeitraum, in dem sich der Körper eines Kindes entwickelt, erwachsen und fruchtbar wird.

Samenzelle Die in Sperma vorhandene Zellart, die zur Befruchtung einer Eizelle benötigt wird, um eine Schwangerschaft auszulösen.

Scham Ein sehr unangenehmes Gefühl, das Menschen empfinden, wenn sie etwas tun, das durch andere als peinlich oder falsch angesehen wird.

Sperma Flüssigkeit, die unter anderem Samenzellen enthält.

Sterilisieren Etwas von Bakterien und Viren befreien, oft durch Hitze.

Stigma Eine Auffälligkeit oder ein Anderssein, das angeblich schlecht ist oder sogar Unglück bringt.

Tabu Eine meist unausgesprochene Regel in einer Gemeinschaft oder Kultur, die besagt, dass etwas nicht getan und nicht darüber gesprochen werden sollte.

Tampon Ein Einweg-Menstruationsprodukt aus Baumwolle oder einem anderen saugfähigen Material, das in die Vagina eingeführt wird, um Menstruationsblut aufzusaugen.

Toxisches Schocksyndrom (TSS) Eine seltene, aber gefährliche bakterielle Infektion, die mit der Verwendung von Tampons in Verbindung steht.

Uterus Das Organ, in dem eine befruchtete Eizelle zu einem Baby heranwachsen kann. Wird die Eizelle nicht befruchtet, stößt der Uterus die oberste Schicht seiner Schleimhaut ab. Es entsteht die Menstruationsblutung.

Vagina Das schlauchartige, muskulöse Organ, das die Vulva mit dem Uterus verbindet.

Vaginalvorhof Der Bereich zwischen den inneren Vulvalippen.

Verhütung (Empfängnisverhütung) Eine Methode, um eine Schwangerschaft zu verhindern.

Vulva Äußere Genitalien: zur Vulva gehören unter anderem die Klitoris, die Labia und die Vaginalöffnung.

Zervix Der ringförmige, muskulöse Durchgang im unteren Teil des Uterus, der zur Vagina führt.

Register

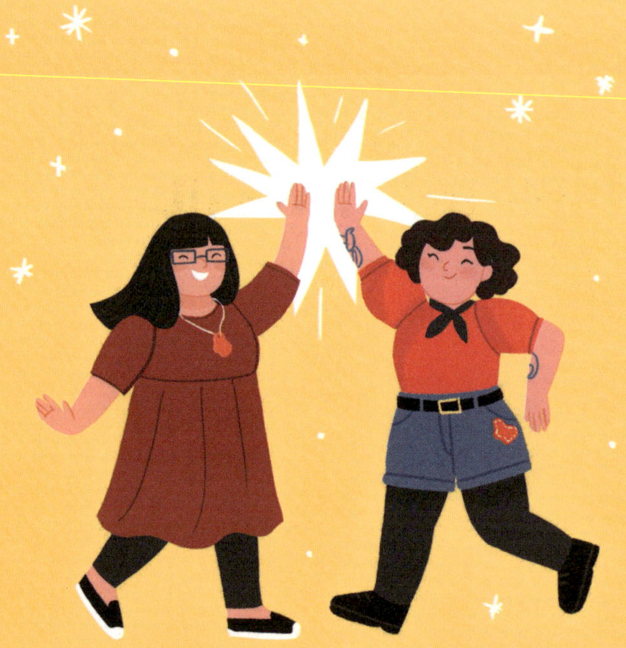

Chella Quint ist eine Autorin, Performerin und Designerin, geboren in Brooklyn, New York, die heute in Sheffield, England, lebt. Sie studierte an der NYU Tisch School of Arts, bevor sie zum weiterführenden Studium nach Großbritannien zog. Während sie an der Schule Theater und Gesundheit unterrichtete, begann sie, in ihrer Show „Adventures in Menstruating" Humor und Freude zu nutzen, um die gängige Einstellung zur Periode in Frage zu stellen. Sie wurde eine führende Expertin für Menstruation in Großbritannien und beriet in regionaler und nationaler Politik zu Menstruationserziehung und Periodenarmut. Chella schreibt, performt und entwirft interaktive Projekte, die von Wissenschaft, Gesundheit und sozialer Gerechtigkeit inspiriert sind.

Chella prägte 2006 den Begriff „period positive" und startete die „period positive" -Bewegung, um die Menstruationskompetenz zu verbessern. Sie schuf den „Period Positive Pledge" als Rahmen, um anderen zu helfen, eine inklusive Menstruationspolitik und Öffentlichkeitsarbeit zu entwickeln. www.periodpositive.com

Giovana Medeiros ist eine brasilianische Illustratorin, die in Lissabon wohnt. Sie machte ihren Abschluss in Modedesign an der SENAI/Criciúma, Brasilien, und ging nach Dublin, um ein Higher National Diploma an der BCFE zu erhalten. Giovanas Arbeit konzentriert sich hauptsächlich auf die Illustration von Kindern, wurde aber auch auf eine Reihe verschiedener Medien wie Bücher, Zeitschriften, Textilien, Werbung, Spiele und Apps angewendet. Sie arbeitet hauptsächlich digital, erforscht aber in ihrer Freizeit gerne die traditionelle Malerei mit Aquarell und Gouache. Ihre Hauptinspirationen stammen aus der Natur, von Frauen, dem täglichen Leben, der Literatur und ihren Reisen.

Weitere Informationen

Über mehr darüber zu lernen, wie du oder die Erwachsenen, die du kennst, „periodenpositiv" werden können, besuche Chellas **Period Positive Website**: **www.periodpositive.com**

Wenn du gern ein paar faszinierende alte Werbeanzeigen für Menstruationsprodukte sehen möchtest, schau dir das Ad*Access der Duke University an (Gib 'feminine hygiene' ein): **repository.duke.edu/dc/adaccess**

Viele Informationen über die Menstruation und sexuelle Gesundheit findest du, wenn du die Society for Menstrual Cycle Research besuchst: **www.menstruationresearch.org**

Haftungsausschluss

Alle Ratschläge in diesem Buch wurden sorgfältig erwogen und geprüft und erfolgten nach bestem Wissen und Gewissen. Eine Garantie kann dennoch nicht übernommen werden. Durch dieses Buch erhaltet ihr Informationen rund um das Thema Periode und werdet vermutlich in eurer Gesundheitskompetenz und Entscheidungsfähigkeit gestärkt. Individuelle Entscheidungen müsst ihr jedoch selbst treffen. Das ist eine wichtige Seite der Eigenverantwortung.
Dieses Buch entspricht dem aktuellen Stand der Wissenschaft. Es stellt keine medizinische Beratung dar und ersetzt keine ärztliche Diagnose, Behandlung und keinen Ärzt*innenbesuch. Eine Haftung des Verlags für Personen-, Sach- oder Vermögensschäden ist ausgeschlossen. Hinweis: Die Webseiten, die in diesem Buch aufgeführt sind, sind das Eigentum der jeweiligen Besitzer. Der Zuckersüß Verlag hat keinen Einfluss auf die Webseiten, die in diesem Buch genannt werden, und trägt keine Verantwortung für die Inhalte, Genauigkeit oder die Produkte und Dienstleistungen, die auf diesen Webseiten angeboten werden. Eine Inanspruchnahme der Dienstleistungen, die auf diesen Webseiten angeboten werden, erfolgt auf eigene Gefahr. Daher empfehlen wir, die allgemeinen Geschäftsbedingungen, Datenschutzerklärung und sonstigen Hinweise der Webseiten zu lesen, bevor diese genutzt werden. Dieses Buch ist eine Veröffentlichung des Zuckersüß Verlags und wurde von keiner anderen Person oder Körperschaft genehmigt, empfohlen oder lizenziert.

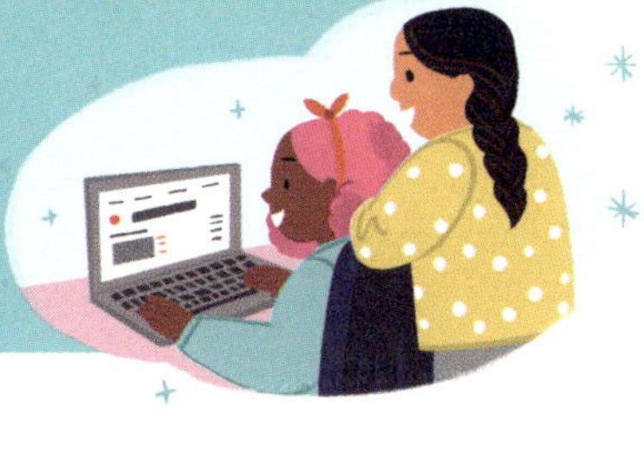